护理教育与人才培养研究

张富程　王君　著

中国纺织出版社有限公司

图书在版编目（CIP）数据

护理教育与人才培养研究 / 张富程，王君著 .-- 北京 : 中国纺织出版社有限公司，2023.10
ISBN 978-7-5229-1089-5

Ⅰ . ①护… Ⅱ . ①张… ②王… Ⅲ . ①护理学—医学教育—研究②护理学—人才培养—研究　Ⅳ . ① R47

中国国家版本馆 CIP 数据核字（2023）第 190948 号

责任编辑：范红梅　　责任校对：高　涵　　责任印制：王艳丽

中国纺织出版社有限公司出版发行
地址：北京市朝阳区百子湾东里 A407 号楼　邮政编码：100124
销售电话：010—67004422　传真：010—87155801
http://www.c-textilep.com
中国纺织出版社天猫旗舰店
官方微博 http://weibo.com/2119887771
三河市宏盛印务有限公司印刷　各地新华书店经销
2023 年 10 月第 1 版第 1 次印刷
开本：787×1092　1/16　印张：12
字数：250 千字　定价：98.00 元

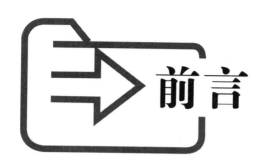

前言

　　近年来，我国高等护理教育取得了快速发展，尤其是随着护理学一级学科的确立，社会对护理教育提出了更新、更高的要求。因此，培养能够满足社会和学科发展需要，具有一定岗位胜任力的优秀护理人才，是当今护理教育工作者值得思考的重要课题。

　　我国在 20 世纪初就提出了现代化发展的战略，护理教育专业在这一大背景下，培养现代化人才是顺应时代发展的体现。随着现代医学的发展，护理学的范畴从单纯的疾病护理发展到对患者身心全面护理并与预防保健结合的综合护理。护理的服务范围从治疗扩大到预防，从生理扩大到心理，从医院扩大到社区，从个体扩大到社会群体。现代护理强调以人的健康为中心、以患者的利益和需求为中心，注重患者的心理需求和人格尊严，尊重对生命内在质量的关怀。优秀的护理人才不仅要具有良好的医学基础知识和熟练的护理技能，还要具有稳定的心态和丰富的人文社会知识，这样才能真正理解人、关心人和帮助人。这就要求我们培养素质全面、具有高超的护理学专业知识和技能，并具备丰富的社会人文科学知识的护理人才，而这一转变给护理教育事业带来了前所未有的挑战。

　　本书共分为七章。其中，第一章从总体上对护理教育相关问题进行了阐述，包括护理教育的内涵、特点、分类及发展等；第二章对护理专业课程设置与改革问题进行了研究，并着重课程思政融入护理教学进行了分析；第三章分别对护理专业教师及学生的培养，以及良好师生关系的建立进行了研究；第四章对护理教学方法与教学媒体进行了阐述，并对当前虚拟仿真技术及线上线下混合教学模式在护理教学中的应用进行了分析；第五章对临床护理教学进行了研究，包括临床护理教学相关理论、临床护理教学环境与临床护理教学方法等；第六章对护理人才培养及护理教育管理进行了研究，分析了当前护理人才的培养及考核模式，并对 8S 管理模式在护理教学管理中的应用进行了探讨；第七章探索了护理专业应用型人才的培养模式，包括应用型人才的内涵、培养目标，以及护理专业应用型人才培养的实现途径和人文素质的培养等。

本书在撰写过程中参考了众多专家学者的研究成果，在此表示诚挚的感谢！由于时间和精力的限制，本书在写作过程中难免存在疏漏，恳请广大读者积极予以批评、指正，以便使本书不断完善！

　　本书共分为七个章节，共计 25 万字。其中第一章、第三章、第四章、第七章由唐山职业技术学院张富程编写，约 13 万字；第二章、第五章、第六章由唐山职业技术学院王君编写，约 12 万字。全书由张富程统稿。

作者

2023 年 8 月

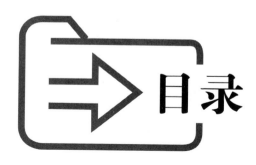

目录

第一章 护理教育的科学认知

第一节 教育的内涵及发展

一、教育的概念

教育（education）作为一个特定的科学概念，有广义和狭义之分。

广义的教育，指在人类的生产与生活活动中，凡有意识地以影响人的身心发展为直接目标的社会活动。自有人类开始，广义的教育就相应而生，并存在于人类社会生活的各种活动过程中。

狭义的教育是人类发展到一定历史阶段才产生的，主要指学校教育，是教育者根据一定社会（或阶级）的要求，有目的、有计划、有组织地对受教育者的身心施加影响，把他们培养成为一定社会（或阶级）所需要的人的活动。

学校教育出现在西方文艺复兴时期，在中国则自 20 世纪始一直是最重要的教育形式。与其他教育相比，主要区别在于：学校教育具有较强的目的性、系统性、组织性和控制性；学校的任务是专门培养取得入学资格的人。

二、教育的基本要素

（一）教育者

一般指能对受教育者在知识、技能、思想品德等方面起到影响及教育作用的人。家庭教育中，父母是子女最初且最重要的教育者；学校教育中，具有一定资格的教师是主要的教育者；社会教育中，"师傅"及其他起到教育作用的人员也都属于教育者。但当教育已成为社会的独立行业，特别是近代教育制度确立后，教育者主要是指学校教师以及其他形式的教育机构的工作者。

（二）受教育者

在教育活动中，受教育者指承担学习责任和接受教育影响的人，是教育的对象，是学习的主体。

对于受教育者，可以从两个方面理解。第一，人是需要教育的，也是完全可以接受教育的。孔子曾言："朽木不可雕也，粪土之墙不可圬也，于予与何诛？"抛开学习态度和道德伦理方面的考虑，这句话道出了人的可教性问题；英国教育家洛克从人的社会性角度提出："人类之所以千差万别，便是由于教育之故。"由此可见，无论从人的生物学发展需求角度还是社会发展需求的角度，教育对于人的发展而言都是非常必要的。第二，人只有发展到一定阶段才能接受教育。发展心理学认为，只有当儿童出现了自我意识后，才能对自身及外界事物有较为明确的认识，才使自身与外界事物建立一定的联系，"教"与"学"双方的活动才能真正展开。所以，一岁以内的儿童由于尚未产生自我意识，这时的教育实际上更多的是一种模仿，而不属于真正意义上的教育。

（三）教育内容

教育内容是教育活动中教育者和受教育者共同认识、掌握和运用的对象，是联系教育者与受教育者活动的中介。教学内容是根据教育目的经过选择、加工形成的，组成内容很丰富，教学内容在学校教育中不仅体现为课程计划、课程标准、教学大纲及教科书等，也体现在教育活动中的思维方式、价值观念、经验技巧、情感态度等，教学内容反映了一定的社会需求，是教与学的依据。

（四）教育物资

教育物资是指进入教育过程的各种物质资源，是教育活动的物质基础。可分为两类，一是教育的活动场所与设施，二是教育的媒体与手段。

教育的活动场所与设施主要指学校的校舍、教师、实验室及内部设施等；教育的媒体与手段是教育活动中教育者和受教育者之间传递信息的工具和手段，包括图片、录音和录像设备、电视电影、投影仪、计算机、通信工具等。

三、现代教育的发展趋势

教育是一种培养人的社会活动，是为社会服务的，因而必须满足社会发展的需求。科学技术的迅猛发展加快了经济市场化和全球化的进程，同时也扩大了知识的资源、丰富了知识的内涵，因而使当今的社会成为一个以知识为基础的社会。社会的发展向教育提出更高的要求，为适应社会的发展，满足社会的需求，教育必须进行不断的改革与发展。目前，现代教育发展呈现下列趋势。

（一）教育理念现代化

现代教育的发展要求教育者从更新教育理念入手，用现代思维和观念去认识教育的目的、目标、作用、对象和活动等，从而选择有利于学生身心全面发展的现代教育模式，增强教育效果。

（二）教育方向素质化

现代教育的发展要求教育要朝"培养综合素质高的人才"方向发展，即强调学生德、智、体、美、劳的全面发展。为适应这一发展趋势，教育者在教育过程中必须将素质教育放在首位，做到教书育人、管理育人、服务育人。

（三）课程设置交叉化

1. 课程方向的人文化

培养完美人格的人文学科、艺术和社会科学及哲学的课程被纳入普通高等教育中。目前，已有许多高校在不同专业范围内都增设了人文学科，正是为了适应这一发展趋势。

2. 课程内容的综合化

高校课程之所以会向综合化方向发展，课程内容的综合化表现为课程设置上的文、理、工相互渗透，开设联合课程或综合科目课程以及开设跨学科课程。

（四）教育体系网络化

注意建立学校教育、家庭教育和社会教育相结合的教育网络体系，使个体在人的生命周期中的各个发展阶段都能获得综合、有效、多层次的教育。

（五）教育途径多元化

由于社会对人才需求的层次和规格是不同的，因而教育可以通过不同的途径为社会培养各种类型的专门人才以满足社会的需要。

第二节 护理教育的内涵、特点及分类

一、护理教育的内涵

护理教育（nursing education）是指培养护理专业人才的社会实践活动。相对于社会系统而言，护理教育的性质与教育的性质是一致的，都属于社会意识的传递系统。相对于整个教育系统而言，护理教育是培养护理人才的专业教育活动。护理学专业学生接受这种教育的直接目的是为未来从事护理工作做好准备。护理教育具有很强的实践性，是一种护理院校与医院及社区医疗服务机构密切结合，共同完成的教育。

二、护理教育的特点

（一）护理专业性质与任务的特点

护理教育是为国家卫生保健事业服务的，其目标是培养各层次护理专业人才。由于社会发展水平的影响，护理教育的规模、结构，乃至教育内容都必须根据国家卫生保健事业发展的需要来确定。近年来，由于服务对象健康保健意识的增强及社会对高级护理人才需求的增加，社区保健教育及高等护理教育已在护理教育中占据重要地位。

（二）教育对象的特点

高等护理教育的对象是通过统一高考、择优录取的大学生。富有理想是青年学生的特点，当前大学生崇尚自由、公平、公正，竞争意识较强，追求自由。他们的人生观和世界观已基本确立，在学习活动中，其独立性、批判性较强。随着科学技术的进一步发展，大众传播媒介逐渐现代化和多样化，为学生接受信息提供了广泛的渠道。在校期间，护理专业学生自主学习能力、批判性思维能力也不断增强，逐渐形成了比较严谨的治学态度和学习风格。作为未来的护理工作者，在校护理专业学生面临着学业、就业的压力，因此教师应将教学与护理临床相结合，重视护理专业知识的学习和职业技能的训练。

（三）护理教育内容的特点

护理学是一门综合自然科学和人文社会科学的应用性学科，实践性比较突出。为使服务对象在生理、心理和社会各方面都达到良好状态，护士需要成为理论知识扎实、技术技能娴熟、人文底蕴深厚的专业人才。因此，护理教育的内容具有综合性、整体性、实践性的特点。护理专业学生除了学习医学基础知识及护理专业知识外，还要学习人文社会学科的知识，以加强学生人文关怀品质的培养。护理教育特别注重实践教学，以培养学生的动手能力和解决实际问题的能力。

（四）护理教学组织与方法的特点

护理学与人类生命及健康息息相关。在教学过程中，许多护理学专业知识和技能的掌握必须通过对人直接或间接的护理行为来实现。因此，除了一部分知识和技能可以通过护理模型来学习外，相当一部分教学需要安排在临床或社区，采用案例讨论、角色扮演、临床教学、导师制带教等方法开展，以利于学生理论联系实际，达到情感态度、知识及技能的统一。这对教学的组织安排及教学方法的选择与改进提出了特殊的要求。

（五）护理教育的实践性特点

护理教育中需要有大量实践教学环节，要求理论与实践相结合，护理教育有赖于教学医院的支持和社区各部门的支持。因此，需要参与护理教育的各部门、各层次机构要协调关系、相互支持、密切配合，共同完成培养目标。

（六）护理教育管理的特点

护理专业的实践性特点，决定了护理教育必须依托于医院、社区等实践教学基地，而不可能全部在学校内的教室及实验室完成。因此，护理教育管理的层次、部门及参与人员相应增多，需要理顺各层次、各部门之间的关系，确保彼此之间沟通顺畅、相互支持、密切合作。

三、护理教育的任务

（一）培养合格的护理人才

护理教育担负着为国家、为社会培养各层次合格的护理人才的重要使命，这是护理教育的基本任务。各护理院校应注重提高人才培养的质量和规格，护理教育的主要力量必须放在使学生掌握护理学基础理论、基本技能及发展智力和能力上，同时还必须重视职业道德品质的教育，培养学生对职业的热爱情感和健康的身心，确立为提高人类健康水平而终身奉献的专业信念及强烈的人文关怀精神，使学生具有主动学习、独立获取知识、自我教育的能力，具有丰富的个性、勇于探索、不断创新的精神，开阔的视野，较强的国际意识和国际竞争能力。

（二）开展护理科学研究和护理教育研究

护理院校集中了较高专业水平的教师及科研人员，是护理研究的重要力量。所属医学院校或大学专业较齐全，实验设备条件好，信息交流快，学术活动丰富，同时又有研究生等作为科研所需的人力保证。因此，有条件的护理院校应成立教学中心与科研中心。这既有利于更新教学内容，提高教育质量，提升护理人才的科研能力，又有利于发展护理学理论与技术，促进护理事业的发展。

（三）发展社会服务项目

社会服务是指护理院校除教学、科研以外的面向社会的服务活动，如开展各种护理咨询活动、推广及应用护理科研成果、举办护理知识及技能培训班、开展卫生保健知识讲座、承担社会教育及预防保健的任务，等等。护理院校为社会服务，不仅有助于提高人们的健康保健意识，推动社会物质文明和精神文明的发展，而且有助于加强护理教育与社会的联系及理论与实际的联系，帮助护理院校根据社会需求及时改进教育、教学和科研工作，增强培养护理人才的社会适应性。

四、护理教育的类型

（一）根据教育性质分类

1. 普通高等护理教育

它是建立在普通教育基础之上的护理专业基本教育，也是现阶段我国护理专业人员入行的学历教育要求。目前我国的普通高等护理教育又可根据培养目的的不同分为高等专科护理教育和高等本科护理教育，其基本目的是为学生毕业后从事临床、社区护理或进入后续教育完成基础教育准备。

2. 毕业后护理教育

它主要是针对大学本科、专科护理学历教育毕业生或毕业进入临床的在职人员所进行的专业培训，其目的为适应临床护理操作要求，培养从事护理研究、教育、管理及高级临床护理专门人才。一般毕业后护理教育采取两种方式进行，即研究生教育和注册后护理教育，岗前培训和专科护士培训是目前开展的主要注册后护理教育形式。

3. 继续护理教育

它是为正在从事护理工作的专业人员提供的教育，继续护理教育是以学习新理论、新知识、新技术和新方法为目的的持续性终生的护理教育。继续护理教育是为适应医学科学的发展和社会卫生经济的发展变化而产生的新的教育形式。1997 年 4 月，中华护理学会在无锡召开了全国护理教育的会议，对继续护理教育的定义、对象及试行办法做了具体说明，并规定护士每两年注册 1 次，并以每年的继续教育学分作为注册的依据。目前我国的继续护理教育已向制度化、规范化方向发展，对促进护理人员个人成长、不断提高业务水平以及保持护理人员工作能力都发挥了积极作用。

（二）根据办学形式和教育时间分类

1. 全日制护理教育

全日制护理教育是指除节假日和寒暑假之外，全天安排护理专业课程学习的教育形式。全日制护理教育是护理专业基本学历教育的主要教学形式，这种教育形式一般是在高等院校护理院系或者专科护理学校进行，全日制护理教育活动受到课程设置体系的制约，有严格的学籍管理制度，学生必须服从学校的统一管理。

2. 成人护理教育

成人护理教育允许学生在不脱离自己工作岗位的情况下，利用业余时间完成护理教育过程。根据教育的目的不同，成人护理教育又可分为护理学历教育和护理短期培训项目。成人护理学历教育是符合我国国情的护理教育形式，并在国内高等护理教育恢复阶段发挥了积极的促进作用，它是当时解决在职护理人员学历问题的最主要途径，也是培养临床护理教学人员和建设临床护理实践基地的主要护理教育举措。这里主要介绍三类成人护理学学历教育形式：

1）大学：在护理高等教育恢复前后，部分有护理高等教育办学条件的医学院校，以开设护理夜大学的教学形式为护理本科教育投石问路。护理夜大学主要招收在职护理人员，一般要通过统一的入学文化考试，结合考生单位推荐意见择优录取，学制 3～4 年，上课安排在晚上或周末。办学目的是提高在职护士的学历水平，为护理本科教育进行必要的护理师资准备和临床教学基地的建设。护理夜大学被多数护理院系作为探索护理教学的方法、积累教学经验的实验教学阶段，为开设护理本科教学发挥了重要作用。但办学规模受校舍条件限制，课程学习方式对学员的工作影响大等因素，阻碍了护理夜大学的招生规模和在护理教育中的影响力度。

2）自学考试：20 世纪 90 年代，国内各地方自学考试委员会根据护士学历教育需要开始增设护理教育项目。护理自学考试是以学生自学、社会助学、院校主考三段式教育方式完成护理 MDTE 学历教育的过程。护理自学考试有专科段和本科段，专科段一般考试科目 12～16 门，以 3 年为一个教学周期，每一科目在一个周期中安排 2～3 次课程考试。考生通过全部规定课程的考试，可获得毕业证书。护理自学考试开办以来，因其办学效率和学习方法的优势被社会和护理人员认可，在改变护理人员学历结构方面发挥了重要的作用。现阶段，护理自学考试已逐步从中专升大专的学历教育阶段向大专升本科的学历教育阶段过渡，当然，在整个教育过程的专业管理以及课程学习的深度和教师的专业引导方面仍需改进。

3）远程教育：20 世纪 90 年代末，远程教育开始在国内护理教育中开展，它具有教育方法手段科学化、学校对整个教学计划运行的控制更严密、教师对学生学习引导作用更具体、教学过程中教学双方互动更为广泛、更有利于院校之间教学交流和护理教学资源共享性提高等特点，在现代教育科学技术日新月异、社会发展和卫生保健事业对护理教育要求不断提升的社会背景下，护理远程教育具有较好的发展潜质和广泛长期的应用空间。

五、护理教育的层次

我国现行的护理教育层次按培养护理人才的等级从低到高可以分为以下几类。

（一）中等护理学教育

中等护理学教育的任务是培养实用型中级护理人员。招生对象为初中或高中毕业生，学习年限一般为 3 年。学生按课程计划修完全部课程，考试及格，准予毕业，发给毕业证书。毕业时应掌握中等教育所必需的文化基础知识、医学基础知识、护理学基础知识及基本技能，能够对常见病、多发病及急危重患者进行观察、应急处理和身心护理，具有基本的卫生保健知识。通过国家护士执业资格考试，取得执业许可证后，方可在各类医疗卫生、保健机构独立从事护理和预防保健工作。

（二）护理学专科教育

护理学专科教育的任务是培养技术应用型护理人才。招生对象为高中毕业生或具有同等学力的青年、应届初中生或中专毕业生，以及中专毕业后参加护理工作的护士。学习年限依不同学习对象和学习形式而异，一般为 2～5 年。函授大学多数为 3 年；招收在职护士、干部的专修班，因入学前已有一定专业基础，多为 2 年；应届初中生常采取"3+2"模式。学生学业期满，考试及格，准予毕业，发给专科毕业证书。毕业时学生应在掌握护理专业基础理论、基本知识及基本技能的基础上，提高专科护理理论及技能水平，掌握护理专业的新知识、新技术，具备整体护理、保健康复、健康教育等能力。

（三）护理学本科教育

护理学本科教育的任务是培养高级应用型专业人才。实施护理学本科教育的主要机构是各医学院校或大学。目前我国护理学本科教育主要有两种形式：一种是学生高中毕业后通过国家统一入学考试，进入护理院校学习，修业年限为 4～5 年；另一种是已取得护理专科文凭，通过国家统一的自学考试、全日制专科升本科、函授专科升本科等教育形式，学习年限一般为 2 年。学生修完全部课程，考核合格，达到要求学分，准予毕业，发给毕业证书，按国家颁布的学位条例规定授予学士学位证书。通过学习，学生应掌握较系统的护理学及相关的医学和人文社会学知识，具有评判性思维能力、独立解决问题能力、自主学习能力及创新精神，具备基本的临床护理能力，初步的教学能力、管理能力和科研能力。

（四）护理学研究生教育

护理学研究生教育包括护理学硕士研究生教育和护理学博士研究生教育两个层次。

1. 护理学硕士研究生教育

其任务是培养具有从事专科护理、护理管理、护理教学和护理科研工作的高级应用型或学术型护理人才。实施护理学硕士研究生教育的机构主要是获得护理学硕士学位授权资格的医学院校或大学的护理学院（系），招生对象是护理学专业或相关专业本科毕业生或具有同等学力者，经过国家统一考试，择优录取，学习年限一般为 3 年。研究生修满规定学分，各门课程成绩合格，通过学位论文答辩，经国家授权的硕士学位评定委员会批准，可授予硕士学位及研究生学历毕业证书。通过学习，研究生应具备坚实的护理学理论基础和系统的专业知识，了解护理学科国内外发展前沿，具有科学的创新精神、评判性思维能力、自我发展能力和独立研究能力，在护理学专业领域具有一定专长。

2. 护理学博士研究生教育

其是护理人才培养的最高层次，任务是培养能够独立从事科学研究及教学工作，并在科学和专门技术领域内做出创造性成果的高级学术型护理人才。实施护理学博士研究生教育的机构主要是获得护理学博士学位授权资格的医学院校或大学的护理学院（系），招生对象为护理学专业或相关专业具有硕士学位的人员，经国家统一考试，择优录取。修业年限为 3～6 年。研究生毕业时符合《中华人民共和国学位条例》规定要求者，授予博士学位。通过学习，研究生应具有坚实宽厚的基础理论知识和系统精深的专门学科知识，把握自身研究方向的国内外发展前沿，具有科学的创新精神、良好的思维品质和自我发展能力。

第三节　现代护理教育的发展

一、现代护理教育的研究方向

护理教育研究就是护理教师或护理工作者运用护理教育的相关理论，以护理教育现象为研究对象，采用各种科学方法，遵循科学的认知过程，根据对收集到的事实材料的分析，对假设或理论进行检验，以揭示护理教育现象的本质及其客观规律的活动。

护理教育研究涉及护理教育过程中各种问题，如培养目标、教育理论、教学内容、教学方法、教学手段、教学评价、教学管理、师资队伍建设及学生学习等。本节主要从以下几方面进行了探讨。

（一）护理师资队伍建设的研究

护理教师是护理教育活动的直接组织者及实施者，在整个教学过程中，不仅在传授专业知识上起主导作用，而且对学生道德品质的培养，人生观、价值观及生活观念的形成也具有深刻影响。因此，如何通过不同的途径培养和提高护理师资队伍的素质，如何建立护理教师选拔、任用、管理机制等，都是护理教育研究中值得探索的研究课题。

（二）护理专业学生的研究

护理教育的受教育者主要是护理专业的学生，对护理专业学生的研究也是护理教育研究的重点内容。如不同层次学生应具备的知识和能力结构的研究，护理专业学生专业思想、非智力因素的研究等。

（三）课程设置和教学内容的研究

随着社会对护理工作需求的不断变化，受教育者的培养目标也随之发生变化，因此课程设置研究已成为护理教育研究与改革的重点。如为了满足临床护理工作的需要，在课程编制中应开设哪些课程，如何优化理论课与实践课的学时及二者的学时比，在课程设置中如何淡化学科界限等问题，是当前护理课程体系改革与研究的主要内容。

（四）教学方法和教学手段的研究

教学方法是教师和学生为了实现共同的教学目标，完成共同的教学任务，在教学过程中运用的方式与手段。教学方法多种多样，同时也是在不断变化和发展的。根据教学内容深入研究和探讨教学方法，对提高教学质量具有重要意义。探讨教学方法及其实施的过程与步骤，研究其对提高教学质量的作用等，均是当前护理教育研究的热点。多媒体和网络技术的迅速发展，促使教学手段不断地发展和变革。现代化的教学手段可以使教学更加直观和反复强化，进而降低教学难度，提高课堂理解率，激发学生的学习动机和自主性，因此，现代化的教学手段在护理教学中的运用和效果的研究，也日益引起广大护理教师的重视。

二、国内外护理教育的改革方向

国外护理教育经历三百多年的发展，目前已基本形成了以高等护理专业教育为主体，多层次护理教育并存的比较完整的教育体系。自20世纪后半叶以来，在世界范围内掀起了新的教育改革浪潮。我国护理教育的发展与护理专业的成熟紧密相连，护理教育体系也在不断发展与完善。自20世纪90年代以来，依据教育部面向21世纪高等医学教育教学改革计划精神，为培养适应 21 世纪社会发展需要的高等护理人才，我国护理教育也进行了相应的改革，以缩小与国外护理教育的差距。

（一）国外护理教育的改革

1. 发展高等护理教育

世界上很多国家都实现了以大专、本科、研究生为主体的护理教育体系。其原因主要是：①人类社会跨入信息时代，经济全球化、竞争综合化及社会老龄化，使人们对健康的需求日益增高，这就要求与健康及生命息息相关的护理工作者要相应地提高和改变自身的观念、态度、知识及技能等，确保提供高质量的护理；②高等护理教育是投入少、产出多的潜在预防保健措施，提高护理教育层次，扩大护士工作内容及职责，可显著提高医疗护理质量，降低病残率和死亡率，有效地降低医疗成本。发展高等护理教育，提高护理人才素质已是全世界护理改革的根本举措。

2. 构建护理终身教育体系

从教育科学的角度来看，当代的基本特征就是所谓的"三大爆炸"，即知识技术爆炸、教育人口爆炸及教育需求爆炸。传统的教育观念和教育框架已难以适应这一局面。1972 年，联合国教科文组织国际教育委员会发表了《学会生存——教育世界的今天和明天》，系统而深刻地论述了终身教育的理论及原则。此后终身教育日渐被世界各国和各地区护理界广泛接受。一方面重视继续教育，补充新理论、新知识、新技术及新方法，以满足护理工作的需求；另一方面重视终身教育在塑造人格、发展个性及增强人文关怀理念等心理修养和行动能力方面的意义，要求全面改造护理院校教育观念及课程，由知识传递、知识复制型院校转变为知识创造、知识操作型院校，由一次性、批量化教育转变为多次性、个性化教育。

3. 调整培养目标

培养目标是国家培养人才的具体规范，具有权威性和导向性。世界各国护理界为迎接 21 世纪的挑战，培养适应 21 世纪需要的护理人才，在对未来社会进行预测和对现行教育制度进行反思的基础上，制订和修订了本国的护理教育标准和护理人才培养目标，展现了以下鲜明的特点：①重视专业价值观、专业人文精神和专业发展能力的培养；②提倡国际观念和国际活动能力的培养；③强调对卫生保健政策的知晓和提倡成本效益合理的护理；④注重能适应多样化卫生保健的实践环境；⑤提出个性化培养目标，尊重人的个性，培养独特的个体；⑥体现能力本位，突出对学生专业核心能力的培养。

4. 进行课程改革

培养目标主要是通过课程来实现的。因此，各国在调整培养目标的同时，相应地进行了课程改革，尽力提高教育质量，这既是当今教育改革的核心，也是教育改革的重点和难点。在高等护理教育方面，有以下趋势值得重视：①淡化学科界限，开设综合性课程，提高学生整体认识和应用知识的能力；②建立核心课程，开展通识教育，实现科学教育与人文教育的统一，促进学生品格、心智全面发展，具有可持续学习与发展的能力；③理论教育与实践相结合，强化学生的思维、交流及动手能力；④加强护理科研教育，让学生参与各种科研活动，为学生提供发展智力的环境和条件，培养创新能力；⑤注重将最新医学、护理学成果与本国、本民族传统文化相结合；⑥开设多样性选修课，使学生有更多的选择，以发展自身的个性和特长。

5. 改革教学策略与方法

现代教育提倡以学生为主体、以职业胜任力为核心及"做中学"等理念。在此导引下，护理教学策略由替代式教学策略为主转变为以生产式教学策略为主，改变学生的学习过程，使其将思考与学习结合起来，由"吸收—储存—再现"的传统模式变革为"探索—转化—创造"的创造型模式，广泛采取以问题为基础的教学、情境化教学、合作教学、服务性学习等方法，培养学生的职业核心能力，如合作能力、自我学习能力、人际交往能力、运用信息技术的能力、评判性思维能力、独立决策能力和问题解决能力。

6. 采用高科技教学手段

新科技革命为护理教育提供了先进的教学手段，改善了护理实验教学的条件，高性能、高仿真性的护理教学模型增强了学生学习护理技能的形象性和真实感。计算机辅助教学被广泛采用，网络课程被大量开发出来，计算机全球网络已成为现实，可以利用计算机远程教育输出护理教育，最大限度地发挥护理教育资源的共享性，为护士的专业学习提供便利、经济、有效的途径。

7. 推行以操作为基础的临床护理实践能力考评

由于日益重视对学生临床护理实践能力的培养，许多国家开展了以操作为基础的临床护理实践能力的综合化考评。如通过模拟临床情境和模拟病人，综合考评学生的人际沟通能力、健康评估能力、临床决策能力、执行护理干预措施能力及健康教育能力等。一方面，避免了传统考评形式的主观性及片面性，使认知、情感和动作技能三个教育目标分类领域都能得到评价；另一方面，也有利于推动能力本位的教育目标的实现。

8. 加强护理师资队伍建设

教师是变革的动力，是促进东西方之间、南北方之间相互了解的桥梁，是塑造新一代性格和思想的积极参与者。联合国教科文组织专门提出了"加强和提高教师的社会地位、道德规范和职业特性"的战略目标。各国也积极致力于教师教育政策、课程、教学方法、培训机构以及教育资源与手段等方面的改革，视教师教育为提升综合国力的重要方面。加强护理师资队伍建设的趋势和措施是：①制定教师专业标准，以提升教师形象及推动教师专业化进程；②关注教师本人的全面成长，注重师德、教师的情感、价值观及态度的培养；③建立在联合国教科文组织领导下的国际教师教育协作组织，加强各国教师间的合作与交流，借助有质量的国际资源促进教师的专业化发展；④提高教师选任标准，强化教师在职培训；⑤提高教师的工资及福利待遇，以吸引优秀人才从事护理教育，并确保现有教师队伍的稳定。

9. 促进护理教育国际化

为适应世界各国之间联系和交往日益频繁的趋势，各国普遍注重并采取护理教育国际化措施：①广造舆论，唤起领导、公众对护理教育国际化的必然性和重要性的认识；②开展国际合作研究，制定全球护理教育标准，逐渐实现国际护理教育资质和质量的互认；③开设专门课程，如"世界文化""国际问题"及"国际关系"等课程，或在相关课程中渗透护理教育国际化内容，以加强对护理教育国际化的理解；④加强外国语教学；⑤广泛开展国际护理教育交流与合作，包括互换学生和访问者、合作研究、合编著作等。

（二）我国护理教育的改革

1. 调整护理学专业培养目标，满足时代要求

在分析经济全球化、社会需求、学科发展趋势及新时期青年学生特征的基础上，许多学校调整了护理学专业本科生的培养目标，其总体特征是：①强调护理人才培养的国际化要求；②将护理人才的专业发展和全面发展统一起来；③突出护理人才可持续发展素质的提高和核心能力的培养；④注重护理人才人文精神的培养。

2. 调整学年编制，体现护理特点

根据护理学专业实践性强的特点，许多院校将护理教育以往沿用的医学教育5年制的学制模式改为4年制，以此带动教学的整体改革。同时突破传统的先理论后实践的教学计划安排，采取"渐进式"教学计划安排，即专业课提前，理论和实践同步进行，学生尽早进入临床，实践时间逐渐增多，较好地培养了学生的临床实践能力和专业情感。

3. 调整课程设置，突出专业特色

遵照整体性和综合性原则，全力探索既符合国情，又与国际接轨的高等护理教育课程体系。课程改革的主要特点是：①强化培养目标，淡化学科界限；②体现现代医学模式，增加人文社会学科课程比例，减少公共基础课程比例；③以护理为主线，突出整体人的概念，优化重组护理学专业课程，精简整合医学基础课；④强调理论与实践相结合，增加实践教学时数，减少理论教学时数。

4. 编写新教材，满足时代需要

与课程体系改革配套，重新构建护理学科理论和技术体系，编写了一批面向21世纪

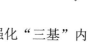

课程教材及国家重点规划教材。新教材的特点：①重构学科知识体系；②强化"三基"内容；③增补专业发展新知识；④融入学科人文精神；⑤注重学生能力培养；⑥提高可读性；⑦增强助学功能。

5. 优化教学方法，注重素质教育

改变以教师为中心的灌输式教学法，探索以学生为中心，有效培养学生能力和专业情感的教学方法，如以问题为基础的教学法、实践反思讨论法、情境教学法、案例教学法等。

6. 创新教学手段，提高教学现代化水平

运用计算机多媒体技术，开展计算机辅助教学研究，将计算机多媒体技术成功运用于课堂教学中，研制开发与护理学课程配套的计算机多媒体课件。运用高仿真模拟训练器材，模仿各种临床情境，给学生创造与工作情境、专业角色和特定的工作任务相关联的学习，对学生的专业能力提供整合性的训练，提高学生未来职业岗位的胜任力。

7. 改革评估方法，构建科学的评价体系

围绕素质教育的目标，提出护理本科生的专业素质理论模型，据此从护理人才专业素质质量评价和护理院校办学水平评价两条线，分别开展护理教育教学评价指标体系、评价方法和评价工具的研究，进一步建立了相应的教学管理和运行制度。

8. 创新临床教学模式，突出训练学生实践能力

主要表现为：①建立健全临床教学管理组织机构，设立在护理部领导下的临床教研室—总带教—科室带教三级护理教学管理体系；②制订科学的实习计划，着重培养学生的综合能力；③实施科学的评价方法，加强过程评价和终末评价；开展以标准化病人为对象的多站式临床技能综合考评，有效测评学生的护理操作技能、团队协作能为、沟通能力、健康教育能力、评判性思维能力和职业态度等。

9. 扩宽教育渠道，加快护理人才培养速度

通过不同渠道、不同办学方式大力发展护士在职教育、继续教育及学历教育，为广大临床护士提高学历，更新知识结构提供了更多的机会，提高了护士队伍整体水平。主要的教育形式有：①开办全国性护理学专业专升本自学考试；②争取各类国际基金资助，如与泰国清迈大学合办护理研究生教育；③在有护理硕士学位授予权的院校开办护理学专业研究生课程班。

10. 健全国家护士执业考试制度，促进护理教育发展

1994 年建立了护士执业考试制度，以加强护士管理、规范护理队伍、提高护理质量和促进护理教育发展。目前，已形成了一套适合我国国情，基于专业实践能力的考试方法

和制度，并通过《护士条例》进一步确立了其必要性与合法性。

三、现代护理教育的发展趋势

（一）明确教育目标，调整人才结构

随着健康观念的转变、护理事业的自身发展以及医疗卫生事业改革的不断深入，开展多层次、多形式的护理教育，提高护理队伍的整体水平，为不同人群提供多元化的健康管理服务，以适应社会经济发展及大众对健康的不同需求，是现代护理教育的时代抉择。当代本科护理教育，已经从为某个专门领域培养专门人才，趋向培养具有较强综合能力、较大发展潜力、能较好地适应社会医疗卫生事业改革进程的高素质复合型护理人才；护理学研究生教育的主要任务是培养护理师资、临床护理专家及护理管理人才；现代高职高专护理教育不同于研究型的高等教育，也有别于单一技能型的中等职业教育，侧重于培养适应生产、服务第一线需要、具备坚实实践能力和综合职业能力的高级应用型人才。

（二）调整课程设置，凸显护理特色

课程是人才培养的途径和媒介。我国高等护理教育课程设置需兼顾专业知识的传授与人文素养的塑造，需改变以传授专业知识为主的传统护理教育观念，增加社会、人文知识和专业思想与理论方面的课程，并针对高级护理人才教学、科研、管理的职业定位，加强相关内容的传授，以适应护理服务范围的扩大和护理人员角色多样化的需求。此外，护理学是实践性学科，应重视发展学生的护理实践能力和临床思维能力，继续深入研究理论课程与实践课程有效融合的途径和方法，在实践中巩固理论知识，强化职业道德，树立职业信仰。总之，课程设置既要体现护理专业特色，也要立足当下，着眼未来，与时俱进。

（三）确立教学主体，丰富教学形式

在护理教育教学过程中，教师、学生应共同处于"主体"地位，即教师与学生"双主体"。一方面，学生是认知的主体，是知识意义的主动建构者。因此，除了传统的讲授教学法之外，更应该创造条件运用 PBL 教学法、小组讨论学习法、翻转课堂、互联网辅助教学等教学方法，锻炼学生的自主学习能力、社会实践能力，培养循证思维、批判精神以及团队合作精神。另一方面，教师也是教学过程中的主体，发挥主导教学过程的作用。教师应做好整个教学过程的教学设计，包括制订教学目标、选择教学内容、明确教学重点难点、制订教学策略、评价学生基础、收集教学反馈、评价教学效果等，这些均需要教师具备较强的教学管理能力和教育学、心理学等理论素养。教师掌控着整个教学进程，并对教学质量负责，体现着教师的主导地位。

随着时代的进步，教学手段日益多元化，无论是作为学习者的学生还是作为教学者的教师，都应该学会运用新的教育技术来辅助学习，使教育技术与教学方法相互渗透融合，相得益彰，从而提高教学质量。

（四）完善护理教育制度，打造护理终身教育体系

随着护理事业的不断发展及社会对护理人才需求的不断变化，护理教育制度和教育体系也需要不断修订和完善。根据学科发展特点及社会需求，明确不同层次护理教育的办学标准、人才培养定位、教育目标、课程设置、评价体系等，加强护理教育的内涵建设，完善继续教育制度，进一步拓宽护理继续教育的渠道，丰富护理继续教育资源，提供灵活多样的继续教育形式，为护理人员入职后的继续教育创造宽泛的学术环境，打造终身教育的职业氛围。深入探索临床专科护士或临床护理专家的培养模式，为临床护士提供职业发展新路径。专科护士／临床护理专家的设立不仅符合社会公众对健康保健的需求，更是护理学学科的发展规律使然，是护理高水平、专业化的体现。

（五）树立全球化视野，发展与国际接轨的护理教育

在医学教育全球化发展的背景下，护理教育也在逐渐走出国门与国际接轨。积极扩大对外开放、开展国际交流和合作、培养具有国际交往能力的高素质的人才是今后护理教育的重要任务。采用国际化的教育质量标准，建立与国际接轨的护理教育质量认证制度，推动学历的相互承认，通过联合办学或合作开展教育项目，为具有不同文化背景的学生提供更多受教育的机会和更广阔的发展空间，推动全球护理教育的协同发展。

（六）融汇中西医文化，打造具有中国特色的护理教育

随着我国国际影响力的不断提升，中医药已走向世界，中医药与西医药相结合的"结合医学"将得到蓬勃发展。中西医结合护理作为中西医结合医学的一个分支，以它特有的整体观念、辨证施护理论、中医护理技术及养生保健方法等逐渐被世人认可和接纳，其发展前景良好。随着中西医结合护理学科的逐步完善，我国的护理教育将走出一条秉持现代护理发展理念、汇聚中西医文化的特色之路。

四、护理教育的发展规律

护理教育的发展受多重影响，呈现出护理教育水平受社会生产力发展制约、护理教育性质由政治经济制度决定、护理教育模式需符合教育对象身心特点等规律。

（一）护理教育水平受社会生产力发展制约

社会生产力的发展水平决定着护理教育的发展规模与速度。随着社会的不断进步，护理教育从诞生至今大致经历了"职业出现—教育萌芽—组织化—系统化—规范化—现代化"的过程。道路是曲折的，如欧洲中世纪宗教哲学对医疗护理的压制、文艺复兴运动对自然科学的解放而带来的对医学真理的追求、19世纪产业革命对自然科学的推动、我国近代民主革命对西医传播的促进等，这些医学革命的背后实质上是社会生产力的发展。社会的进步推动着护理教育水平由低级向高级发展，未来的护理教育仍将循着社会的发展步伐继续向前，而不断形成的历史则可供后人学习和借鉴。

（二）护理教育性质由政治经济制度决定

政治经济制度决定着护理教育的领导权。在 1949 年以前，国民政府虽然在行政上建立了对护理教育的管理部门并有相关政策支持，但由于中国的护理教育是自西方传入的，实际上护理教育的主导权一直在外国人手中，直到中华人民共和国成立后社会主义改造才正式确立了我国政府对护理教育的领导权。政治经济制度决定着受教育者的权利。中华人民共和国成立前，中国的护理教育虽然未限制公民报考学习的权利，但是受社会经济水平、风俗习惯及传统观念等因素的影响，实际上受教育对象是有限的人群，尤其是高等护理教育，普通的平民百姓不能问津，当时的护理教育体现着一定阶级划分性质。中华人民共和国成立后，我国实行教育向工农阶层敞开大门，1986 年公布义务教育法，这些都是国家意志的体现。护理教育也按照我国卫生事业政策方针的调整而开始真正面向全体社会公民，消除了阶级性。政治经济制度决定着护理教育的目的。1949 年前，中国护理教育的目的主要是形成"护士"这一社会职业，培养医生的助手，在国家层面上并没有清晰的定位与发展规划，更很少考虑到受教育者的发展需求。1949 年后，社会政治经济制度的转变使护理教育的目的转变成了缓解我国当时缺医少药、卫生资源不足的现状，培养为广大劳动人民群众提供健康服务的卫生工作者；改革开放后，护理事业蓬勃发展，护理教育的目的更加科学化、现代化。从社会发展的需要与受教育者自身发展的需要出发，明确了坚持以国民教育为目的、反映护理学专业的专业特性、明确专业定向和人才培养层次规格的现代护理教育目的，并以此为指导，确立了更加细化的各层次培养目标。

（三）护理教育模式需符合教育对象身心特点

任何一种教育模式均应以教育对象的认知特点与心理发展特点为依据和基础，护理教育也不例外。由护理教育的发展历程可以看出，随着社会整体认知水平的提高、社会文明的不断进步，社会公民的整体素质也在不断提高，护理教育模式的选择与制定必须以教育对象的身心特点为基础，并通过教育促进教育对象的全面发展。比如从专科到研究生的各层次的护理教育，从教学目标、教学内容到教学方法都是根据学生的认知特点和知识基础为依据而制定的，层次越高，教育的需求越高，对教育模式多元化的要求也越高。只有明确各层次教育对象的不同特点及教育需求，才能够使整个护理教育体系更加完善。

五、教育学理论在护理教育中的应用

（一）行为主义学习理论在护理教育中的应用

行为主义理论注重可观察的行为，强调刺激、反应和强化等在人们行为习得中的作用，因而在很大程度上反映了人们学习的一些规律。在护理教育中，行为主义的学习理论可用于以下方面。

1. 明确目标教学及学生水平

根据行为主义学习理论，教学的目的就是提供特定的刺激，引起学生特定的行为反应。在护理教学过程中，首先要明确学生的起点行为和终点行为。前者指在开始学习某种知识前要评估学生已有的知识或技能，以保证提供的刺激（学习的目标）切实、准确；后者指经过学习后学生能学习到的知识和技能，并据此制订教学目标，且教学目标越具体、越精确越好。另外，明确描述从起点行为到终点行为的各个小步行为，通过各种手段让学生按步骤学完所安排的内容。

2. 形成积极的学习行为

运用准备律，应做好教前和学前的准备工作。教师应充分了解学生、钻研教材、分析教学大纲等，对教学过程进行合理设计；学生应提前复习旧内容，预习新内容；教师在开始授课前，先告知学生学习目的，采取复习旧内容、播放影片等方法，唤起学生的学习需求，激发学习动机，让学生在最佳状态下学习。根据练习律，教师应注意培养学生的恒心与毅力，鼓励和要求学生多加练习，如练习各项护理操作，以达到娴熟的程度。教师还应该在学生练习过程中加强巡视，以及时发现和纠正学生在练习过程中的错误，缩短学生练习的时间；对于掌握好的学生，及时给予表扬和鼓励，使学生产生满足感，增强学习效果。

运用经典条件学习理论，可以帮助学生避免或消除某些已经形成的有碍于学习的条件反射，建立积极的条件反射。例如，学生不喜欢某一学科的学习，无法掌握该门学科的内容，教师可通过反复提供令学生愉悦的刺激，如与所学内容相关的视频，使学生逐步出现积极的学习行为，进而通过视频内容而记住所学内容。同样，护理教师也可运用该理论帮助学生形成积极的学习行为。例如，学生学习静脉穿刺时，最初难免会感到紧张，临床教师经过耐心细致的解释与沟通后，筛选血管条件好且亲切、大度的患者，争取让学生穿刺成功。即使穿刺失败，也不会对学生造成负面的心理影响，以肯定学生的学习与努力，可增加学生临床实习的安全感与价值感，产生渴望临床实践的积极态度和行为。

3. 正确应用强化理论

强化理论可用于护理教育的许多方面。根据刺激（提问）—反应（回答）—强化（确认）的原理，护理教师应该及时并积极对学生的学习效果给予反馈。例如，通过对学生良好学习行为给予表扬、奖励等正强化，使学生继续保持该行为。通过塑造技术，使学生习得诸如慎独、无菌操作等良好观念及行为。正强化有利于维护学生的自尊，培养学生的自信，使学生感受到学习的充实与快乐。

（二）认知学习理论在护理教育中的应用

1. 奥苏贝尔的学习理论在护理教育中的应用

按奥苏贝尔学习理论要义，只有学习材料能配合学生既有的认知结构时，学习才会有意义，而有意义的学习才是有效的学习。

因此，在护理教学过程中，首先，教师应了解学生已有的知识结构，按照学科逻辑结构编制课程，确保课程内容与学生的有关观念能够建立非人为的和实质性的联系。其次，要重视教学方法的选择与应用。同时，要善于采取恰当的方法将教学内容进行组织与再呈现，尽量展现教学内容的内在逻辑性和相互关联性，建立学生新旧知识结合的桥梁，促进新旧知识的相互同化，促进学生主动使得所学知识与其认知结构有关的旧知识发生相互作用，提高对知识的理解与保持率。

2. 信息处理学习理论在护理教育中的应用

根据信息处理理论，护理教师要善于应用有效地教学策略，如生动的临床案例、形象生动的图片、直观鲜明的教具和其他的教学媒体等，在第一时间吸引、保持学生的注意力，加深印象。授之以鱼不如授之以渔，应教授学生一些诸如"信息组块""口诀或歌谣""联想"等技术，帮助学生寻求和发展最适合他自己的记忆策略。由于短时记忆处理和保持信息的能力有限，因而不能一味要求学生短期掌握大量信息，而应留给学生时间和精力去思考和处理信息，促使信息转换，配以定期强化复习，帮助学生巩固和记忆知识。另外，根据遗忘的特点和规律，在一定的时间内可以通过不同的教学手段对同一知识内容给予强化，让学生能轻松地、不枯燥地学习知识，并保持长时间记忆。

（三）人本主义学习理论在护理教育中的应用

1. 重视人的价值和人格发展

健全的人格和良好的职业素养是开展护理工作的必要条件，人本主义理论致力于培养"完整的人"。因此，在日常教学中，教师应融入道德教育的理念和实践，贯穿良好的道德观念及价值取向并以身作则，为学生树立遵守道德规范的榜样。护理的教育活动不仅仅是让学生获得知识的过程，也是提高学生能力和塑造健康人格的过程，使学生在潜移默化的过程中形成健全的人格。

2. 让学生参与教学活动

人本主义学习理论认为，学生的学习是在教师帮助下的自我激发、自我促进、自我评价的过程，学生参与教学活动有利于个人价值感的发展。例如，可以让学生制订参与学习计划，决定学习内容，拟定操作、练习计划，或者让学生组织相关主题讨论会等，相信学生自己能教育自己，发挥自我潜能，学生也会体验到自我决策的快乐。

3. 接受学生具有个体差异性

在高等护理教育中应注意学生的个体差异，教师应该鼓励学生保持独特的态度和价值观，而不是成为统一规格的产品。在指导学生学习过程中，教师要实施卓有成效的个性化教育，因势利导，最大限度地调动每个学生的积极性，创造性开展教学活动。

4. 重视课堂气氛

人本主义理论在教学中十分强调课堂气氛。课堂的气氛应该使学生感到平静并且是具有心理安全感的环境，学生才能主动热情地各抒己见。例如，教师可以通过重新安排座位、应用小组讨论、让学生在课堂发言、进行角色扮演等方法，消除教师和学生之间的某些障碍，这样也能促进对情感和价值观的讨论。

（四）社会学习理论在护理教育中应用

社会学习理论可以作为护理教师广泛应用的一个强有力的工具。在教学过程中应重视观察学习在学生行为获得中的作用，注意提升教师的榜样示范作用。由于学生常常将教师作为观察学习的榜样，因此在课堂讲授、实践教学、临床见习或实习过程中，护理教师都应明确角色定位，具有广泛的专业知识和娴熟的工作技能并表现出对护理的热情，努力使自己成为学生学习的合格的角色榜样，从而帮助学生逐步树立正确的护理职业情感。

此外，社会学习理论也提出在教学中应重视行为、个体和环境之间的交互作用，努力为学生营造良好的学习环境，利用同伴发挥示范作用。护理教师并不是学生唯一的榜样，学生也可以观察同伴的高成就取向或低成就取向。例如，在护理技能教学中，让学生相互观察学习，同时对表现良好的学生给予表扬等强化，帮助学生运用强化机制完善自己技能，形成良好的专业角色行为模式。

（五）合作学习理论在护理教育中的应用

合作学习理论应用于护理教育，突出以学生为中心的教学理念，强调了学习者的相互合作及参与性，通过小组学习的形式，有效开发了课堂教学的资源，促进学习者形成良好的非认知心理品质和社会技能，进而更好地为患者服务。护理教学中可应用合作学习的设置类型如下：

1. 小组效率模式

这种学习模式适用于知识范畴的学习，对于刚入学及低年级的护理专业学生尤其适用，学生刚进入一种全新的学习环境，通常不能适应护理教学的节奏和方法，而小组学习可以促进学生的相互学习。例如，将这种模式应用在护理学生期末考试的复习阶段，将学生分成若干个5～6人的学习小组，给每个学生安排相同的学习任务，经过个人学习准备、小组工作、解释小组得分、评议小组工作及评价个体进步5个阶段。小组效率模式的设置方法使学生可以通过与小组其他成员进行讨论的方式来检验自己对书面材料的理解程度。

2. 小组教学模式

这种教学模式关注的是知识的获得，要求每个小组成员自学材料中的一部分内容，然后讲述给其他小组成员。由于每个同学负责整个内容中的一部分，因此其他同学在整个讲述过程中可以看到自己负责的部分如何与整体配合。小组教学模式包括个人学习准备、小组成员讲授、解释小组得分、评议小组工作 4 个阶段。

3. 表现判断模式

这种模式特别强调操作技能（精神运动技能）的获得，尤其适用于护理教育。表现判断模式要求每个小组成员负责其他成员操作技能的学习与掌握，并且负责操作技能评价标准的设计，从而提高了学生练习操作技能的兴趣和积极性。表现判断模式包括个人技能操作，以及小组评价、再练习和再评价过程，应用这种持续的循环过程反复进行操作可以提高小组成员各方面的护理技能操作的能力。

4. 明确态度模式

这种教学模式关注的是态度范畴，态度在护理教育中是极为重要的因素，特别是在有争议的领域，如安乐死的问题。这种模式是为了帮助个体认清自己对某一问题的态度，同时了解对该问题存在的其他态度。

第二章 护理专业课程设置与改革

第一节 护理专业课程系统设置

一、护理课程的分类及结构

（一）课程的类型

1.学科课程

学科是指为了教学需要，把某一门科学的内容加以适当的选择和排列，使之适应于学生身心发展的阶段和学校教育应达到的水平，这种依据教学理论组织起来的完整的科学理论、知识和技能体系称为学科。学科所反映的内容既是科学研究的最新成果，又必须是科学上已定论的内容。学科课程也称分科课程，它是根据学校培养目标和科学发展，分门别类地从各门学科中选择适合学生年龄特点与发展水平的知识，以学科为中心所组成的课程。其主要是把学科中的科学概念、基本原理、规律和事实传授给学生。学科课程的理论依据是把教育作为培养学生参加社会生活的手段，即教育是未来实践的准备。由于这种理论符合客观实际，因此，学科课程具有强大的生命力。学科课程是最古老、适用范围最广的课程类型。我国古代的"六艺"、古希腊的"七艺"可以说是最早的学科课程。长久以来，我国多数护理院校所设置的课程以学科课程为主，尽管各院校的课程计划不尽相同，但从总体结构上看都是由普通教育、基础医学、护理学三大领域的课程组成，通常按系统划分疾病，以疾病为中心，从病理学、病原学、治疗学和护理学等方面进行描述，并适时引进护理学科的新知识和新技能。

（1）学科课程的优势

第一，学科课程是按学科自身逻辑关系组织课程内容，能够保持某一学科领域知识的系统性、连贯性，易于编制、修订和传递，可以使学生获得逻辑严密和条理清晰的文化知识。

第二，学科课程是按学校的培养目标、各门学科的现有水平及受教育者接受能力预先编订的课程，具有先进性、科学性、系统性及规律性的特点，便于教师教学和发挥教师的主导作用。

第三，学科课程以传授知识为基础，较易于组织教学与考核。

（2）学科课程的缺陷

第一，由于学科课程分科过细，容易忽视学科间联系，不利于学生从整体上认识世界。

第二，学科课程强调学科内部知识的系统性和完整性，易造成学科间知识的重复。

第三，学科课程忽略学习者的兴趣及心理发展等因素，强调以知识体系为中心编排内容，课程内容往往与学生的实际相脱离，在教学中容易忽视学生的兴趣及学生全面发展的价值，可能会压抑学生在教学过程中的主动性和积极性。

2. 活动课程

活动课程也称经验课程、生活课程或儿童中心课程，是美国教育家杜威（J. Dewey）提出的，杜威认为教育不是为未来的生活做准备，他主张"教育就是生活""教育就是生活的不断改造"。活动课程是主张以学习者为中心的课程，它从学生的兴趣和需要出发，以学生的经验和能力为基础，通过引导学生进行有目的的、自行组织的活动系列而设计的课程。活动课程是与学科课程相对应的课程类型，它摒弃了学科课程以学科为教学活动中心所造成的忽略学习者需要、分科过细及脱离实际生活等不足。活动课程关心学生学习的过程甚于关心学习的结果，它试图以学习者的某些动机为中心组织教学活动，解决他们当前的问题，扩展和加深已有的兴趣。例如，以学生的某些兴趣为题所组织的专题研讨、护理科研设计及科研训练等。

（1）活动课程的优势

第一，主体性。活动课程围绕学习者的动机组织教学，强调学生的自主性和主动性，真正体现以学生为主体。

第二，实用性。活动课程的课程题材多为学生身边的课题，课程安排以现实的社会生活情境为主要内容，使科学知识与学习者生活实际联系紧密，增强学生的社会适应性。

第三，综合性。打破学科框架，以生活题材为学习单元，培养学生的动手操作能力、交往和组织能力及创新与合作精神等实用性综合能力。

第四，经验性。活动课程使学生通过解决问题，重构经验，促进发展。强调通过学生自己的实践活动获得现实世界的直接经验和真切体验，重视学生直接经验的价值，在培养学生综合能力的同时发展个性。

（2）活动课程的缺陷

第一，从课程内容及安排上来看，活动课程是依据学生的兴趣设计课程，往往没有预先严格的计划，没有明确具体的课程标准和教科书，因此，这种课程具有偶然性和随机性，缺乏系统性和连贯性，不易使学生获得系统、全面的科学知识和技能。

第二，由于活动课程要通过一系列活动完成教学，且处处强调学生的直接实践，故活动课程需要具有较高教育艺术的教师胜任，因此开设这种课程对师资要求较高。

目前，在我国活动课程与学科课程是学校教育中的两种基本课程类型，两者是互相补充而非互相排斥、代替的关系。两者同时存在可互相弥补各自在学生培养中的缺憾。

3. 综合课程

综合课程又称广域课程、统合课程或合成课程，它打破了传统学科的界限，是将若干相邻学科内容加以筛选、充实后，按照新的体系合而为一的课程形态。综合课程是由学科课程发展来的，它主张分科教学，但又克服了分科过细的缺点。综合课程有意识地运用两种或两种以上学科的知识观和方法论去考察和探究一个中心主题或问题。

综合性护理课程起源于20世纪50年代，一般按照问题或人体系统等进行学科内容组合，从而形成了一种跨学科的综合课程模式。例如，按照生命周期设置课程，开设儿童护理、母婴护理、成人护理、老年人护理等系列课程；按照人的健康状态设置课程，开设从人的最佳健康状态到最差健康状态的一系列课程；按照人体功能和基本需要设置课程，开设人与社会、生殖的需要、氧合的需要等系列护理课程。近年来，国内部分护理院校的课程逐步由学科课程转向综合课程，在转型过程中，需要院校在政策支持、师资培养及教材建设等方面作出极大努力。

（1）综合课程的优势

第一，将相邻学科内容整合在一起，克服了学科课程分科过细的缺点，减少了教学科目，教给学生的知识不致过于零散，避免了知识间的割裂，增加了整体性，使学生从整体上认识世界。

第二，通过相关学科的整合，促进学生认识的整体性发展，并形成把握和解决问题的全面的视野与方法，有利于培养学生运用综合学科的知识和技能，去解决复杂社会问题的能力。

第三，相邻学科内容的有机融合，减少了分科课程强调内部知识的系统性和完整性所造成的学科间知识重复出现的现象，大大节省了学时。

（2）综合课程的缺陷

第一，师资问题。一直以来，我国护理专业的教学和师资培养的学科划分过细，而综合课程需要教师观念上的转变，以及知识上的重新梳理和弥补，方能胜任综合课程的教学。

第二，教材方面。由于师资等原因，目前我国适合综合课程教学的教材甚少，在一定程度上限制了综合课程的设置与推广应用。

4. 核心课程

核心课程也称轮形课程或问题中心课程，是以社会基本需求与活动为核心，以解决实际问题的逻辑顺序为主线，将若干重要学科组织在一起所构成的课程。实质上，它是活动课程的发展。核心课程论学者认为：课程设置既要照顾学习者的发展阶段，又要反映人类的基本活动。它通常将一些社会问题确立为核心主题，核心主题可以克服学科课程远离生活的问题，能对学习者的兴趣和动机给予必要的引导，同时还可避免活动课程内容过分零散的缺点。如哈佛大学以道德推理为主题的课程，包含了民主与平等、正义、儒家人文主义及有神论与道德观念等14门课程。核心课程需要学生根据社会需要，共同规划学习的活动，研究所学的科目，并以预先规定的教材为基本教学资料，且随着教学的进展，可随时补充教材。

（1）核心课程的优势

第一，核心课程不受学科界限的制约，具有明显的跨学科性，有助于培养学生综合分析问题和解决问题的能力。

第二，核心课程具有自身内在的逻辑性和系统性，有助于知识的综合化和教学内容的更新。

第三，由于核心课程的核心主题来源于社会问题，因此课程内容实用，对学生和社会的实用性高。

第四，由于核心课程由学习者参与规划，核心主题来源于学生周围的社会生活和人类不断出现的问题，故学生容易形成学习动机，并积极参与到学习中。

（2）核心课程的缺陷

第一，由于核心课程的范围没有严格、明确的规定，学习的知识可能会出现缺乏系统性、逻辑性、连续性的现象。

第二，由于核心课程具有明显的跨学科性，因此难以实现知识间的联系性和统一性。

实际上，纯粹的学科课程、活动课程、综合课程及核心课程基本上是不存在的，它们彼此之间或多或少地利用或蕴涵了其他的课程形式。综上所述，各种类型的课程都有其优缺点，在确立课程究竟以何种或哪几种课程类型来呈现时，课程开发者应该对期望达到的课程目标、教学目标、学校和社会可利用资源、课程内容等各种问题进行综合考虑，合理选用课程类型，以实现课程呈现形式的丰富化、科学化。

（二）课程结构

科学且具有护理学科特点的课程结构是构建和优化护理专业课程体系的基础，也是培养优秀护理专业人才的保障。根据泰勒（R.Tyler）的观点，探讨课程的结构是从横向和纵向两个维度来进行的。

1. 课程的横向结构

课程的横向结构即按横向形式组织课程，是指课程的构成要素和构成部分在空间上的相互关联性，强调不同领域的学习经验之间的联系。

（1）横向结构解决的问题

横向结构主要解决在一定的课程结构内部，各门各类课程所占的比例及相互关系问题。目前对其讨论最多的是学科课程、活动课程、综合课程及核心课程等课程类型所占比例及相互关系问题；必修课程与选修课程，显性课程与隐性课程，课堂教学与实践教学间的比例及关系问题；以及德、智、体、美、劳等方面课程的课时分量及相互关系问题。只有处理好这些要素间的比例关系，才能形成整体优化的课程体系。

（2）横向结构遵循的原则

在横向组织课程时，需遵循整合性（或统合）原则。即在课程内容各要素之间的横向联系或水平组织上，寻求要素之间的内在联系。各要素形成适当的关联，逐渐获得一种统一的观点，把各种要素整合为一个有机整体，并在整合的基础上，加强各学科之间、课程内容和个人需要之间、课程内容和校外经验之间的广泛联系，由此克服由于学习内容分割所造成的支离破碎的状态，以增强学习的价值、应用性和效率。该原则着眼于课程之间的横向联系，关注各经验之间的关联性。其关联性主要表现在三个方面：各学科之间、学科与社会之间以及学科与学习者之间。在横向组织课程时，可依据整合性原则对这三方面进行统合。

第一，各学科之间的统合：即采用合并的方式将相邻领域的学科或内容综合在一门新的学科中。常用的统合形式有：①融合形式：将具有内在联系的不同学科合并形成一门新的课程，即交叉学科或跨学科课程，如将管理学科和护理学科合并成一门新的学科——护理管理学；②广域形式：将几门学科的内容组织在一门综合性学科中，其与融合形式的区别是它并未形成新的学科，而是形成了一门涉及领域比较广的综合性课程，如护理学导论；③主题形式：选取最能反映某学科基本原理的若干主题，然后将与之相关的内容进行组合，以达到对主题进行深入学习和研究的目的。这种形式主要用于有一定基础的学习者，使其加强基础、拓宽视野，真正达到学科间的相互渗透。如以老年人健康促进为主题组织的系列课程。

第二，学科与社会之间的统合：即将学科内容与解决社会问题所需知识相结合。常用的统合方式有两种：①核心课程与分科课程相交错的形式：可以先按照解决一些社会重大问题划分出所设置的领域，然后在其下面按照学科知识体系设立学科课程于各个领域之中；也可以先将学科课程按照知识本身的逻辑关系设置领域，然后在其下面按照社会问题分设科目，分设于各领域内；②工读课程形式：即理论学习与生产实践相结合的形式，目的在于加强学科知识与社会实际、理论与实际之间的联系。这就要求将理论学习与实践活动交替安排，使学科知识与解决社会实际问题相互促进。

第三，学科与学习者之间的统合：即学科知识与学习者的兴趣或经验加以整合。将学科知识内容与学生认知心理过程、动机和兴趣相结合，传授知识与培养独立学习、工作能力和创造力相结合。

2. 课程的纵向结构

课程的纵向结构即按纵向形式组织课程，是指课程的构成要素和构成部分在时间和顺序上的相互关联性，它强调不同阶段的学习经验之间的联系。

（1）纵向结构解决的问题

纵向结构主要解决在一定的课程结构内部，对课程要素学习先后次序的安排问题。只有将课程内容的各种要素按照一定准则加以排序，才能保持课程整体的连贯性，有利于知识的理解和掌握。

（2）纵向结构遵循的原则

在纵向组织课程时，需遵循两项原则，即连续性原则和序列性原则。

第一，连续性原则指直线式地重复重要课程内容，即在课程设置上使学生在不同学习阶段对所学的重要知识与技能有不断重复练习和继续发展的机会，以避免遗忘。课程中需要基本训练和打基础的课程应做这种连续性安排，使学习者获得更多的学习机会，以加深对课程与教学内容的理解和掌握，形成精细的学习。

第二，序列性原则又称程序性或顺序性原则，是指课程要素之间的依赖性，它强调先学内容与后学内容之间的关系问题，即后续学习内容应建立在先前经验的基础上，以利于更高层次的理解后续内容，同时又对有关内容做更深入、广泛的探讨。序列性原则基于课程内容要素的逻辑顺序，主张对课程内容要素做从已知到未知、从具体到抽象、从简单到复杂的处理，这样安排既符合知识本身的逻辑，也符合学习者的认识规律。

综上所述，横向结构和纵向结构决定课程的不同要素间相互整合、配合和转化的问题，只有将课程内容的纵向组织与横向组织有机统一，才能反映客观世界的真实性和整体性，进而使课程对学习者的成长具有更加积极的意义。

二、护理课程设置的原则及依据

课程设置是一项复杂且具有创造性的系统工程。科学有效的课程设置，需要护理学院建立一个专门进行课程设计的小组，小组成员通常由教师与学生代表、相关领域专家、教学管理者等组成。在实际工作中，课程设计小组需要在国家教育方针、卫生工作方针及课程设置模式的指导下，遵循一定的课程设置原则和一系列科学的课程设置程序，经过反复论证，最终形成课程计划并付诸实施。

（一）护理课程设置的原则

1. 社会发展原则

因为学校教育的最终目的是培养对社会有用的人才，因而，课程的编制应随着社会经济、文化和科学技术的发展，进行适时相应的调整，以使个人价值、学校目标必须与社会发展要求和谐统一，满足社会需要。

2. 囊括性原则

课程要涵盖一切与课程相关的因素。课程计划和课程内容所涉及的范围、深度、难度都要符合教学目标的要求，使学生在知识、智力、技能、兴趣和态度等诸多方面获得发展。

3. 连贯性原则

构成课程的要素要符合学科的逻辑顺序和学生认知心理过程。课程要素在横向、纵向上有一定的关联。前面所学的课程必须为后面的课程奠定基础，各个课程要在教学时间上保持适当的比例。

4. 法规依据原则

课程设置要遵守国家的教育法律法规，符合国家颁布的课程标准和要求。

5. 可行性原则

课程能按计划实施并有效。如现任教师能否实施所设置的课程，学生是否具备接受能力，时间上是否充裕，财力上是否有足够的支持等。

（二）护理课程设置的依据

1. 以教育目的和培养目标作为护理课程设置的出发点

我国总的教育目的以及专业教育的培养目标是制订护理教育培养目标的依据，也是护理学课程设置的基本依据。我国现行的护理教育分为两个等级（高等护理教育、中等护理教育）、4个层次（中等护理教育、护理专科教育、护理本科教育、护理研究生教育），每个层次的培养目标各有侧重。在进行护理课程设置时，应合理安排好德、智、体课程在全部课程中所占的比例，也要按照护理教育不同层次的培养目标设置相关的课程。此外，在中医药院校的高等护理教育还肩负着弘扬优秀中国传统文化，继承和发扬祖国医学，尤其是推广和研究中医护理理论、技术的任务。因此，中医药院校护理专业的课程设置除了需要达到上述护理学的基本培养目标外，还应突出中医护理的特色，如目前我国多所中医药院校不仅开设有中医护理的必修课，还增设了养生保健、饮食调护等方面的选修课。

2. 护理课程设置符合科学技术发展的要求，顺应医学和护理学的飞速发展

当今社会科学技术的飞速发展是教育和医学发展的强劲动力，相应地也推动了课程和护理学的发展。首先，随着生活和健康水平的不断提高，民众的健康意识越来越强，需要更高质量的卫生保健服务，相应地对护理专业也提出了更高的要求。其次，由于我国的老年人、慢性病患者和肿瘤患者不断增多，以及卫生保健工作重点的下移，护士的工作场所不再局限于医院，需要更多的护士走进社区、家庭，服务于上述群体，护士的工作重心从对疾病的治疗、护理逐渐转向对疾病的预防、控制，因此，要求护士要具有良好的临床决策和人际沟通能力。再次，临床医学的知识和技术更新周期越来越短，与此相对应的护理新理论和新技术也层出不穷。最后，国务院学位委员会将护理学升级为与临床医学并列的国家一级学科，下设4个二级学科：基础护理学、临床护理学、社区和家庭护理学、护理心理和人文学。综上所述，护理课程设置要紧跟科学技术发展，特别是医学和护理学的发展，课程设置应突出护理专业特色，从护理的角度设置课程，才能保证所培养的学生符合

社会的需求。

3.护理课程设置要符合教育学的发展

教育理念、教学原则、课程载体的发展和变化要求课程设置也要随之不断更新。如现代信息技术大大丰富了课程载体的形式，在传统纸质版教科书和教学资料的基础上，出现了多种形式的电子版的学习资料，如数字化图书馆、数字化教材等，此类数字化学习资料的第三方应用程序（App）不仅可以在电脑上使用，还可以在智能手机和平板电脑上使用。同时，现代信息技术也使远程教学得到了进一步的推广，如精品课程、网络课堂以及近些年兴起的慕课、微课等，可以让学生通过网络资源学习自己感兴趣的课程。如何积极有效地利用现有教育资源进行合理的护理课程设置。是值得广大护理教育者深思的问题。

4.重视并利用护理教育研究成果

近年来，护理教育方面的科学研究，特别是关于护理课程设置的研究越来越多，护理院校应重视并利用这些教育研究成果，通过此类研究可以发现现有护理课程设置中的不足，从而进一步完善护理课程的设置。

三、护理课程目标的设置

（一）护理课程目标设置的要求

1.课程目标要反映教育对学生全面发展的要求

课程目标的制订既要包括对学生知识目标的要求，又要体现对学生情感和动作技能方面的要求。

2.课程目标要反映本学科重要成果

各门学科知识都存在固有的逻辑体系，制订课程目标前应认真分析学科特点，结合社会需求，以保证课程目标涵盖学科最重要的知识和技能。

3.课程目标的行为主体必须是学生

课程目标的行为主体必须是学生而不能是教师。诸如"培养学生的创造能力"这样的目标表述是不恰当的，因为它的行为主体并不是学生。

4.课程目标必须表达教学活动的结果

课程目标必须用教学活动的结果而不能用教学活动的过程或手段来表述。诸如"学生应受到科学研究的基本训练"也是一个不合格的目标表述。虽然这一目标的行为主体是学生，但它并没有表达教学活动最终要达成的结果。

5.课程目标的表述必须明确具体

课程目标的表述必须是明确具体的、可观察和测量的，而不是抽象和含糊的。课程目标不仅是教学过程的指南，而且也是评定学生学业成绩的依据，抽象含糊的目标无法观察，也无法检查。在这个意义上，传统的课程目标常用的诸如"让学生掌握无菌技术的概念""让学生熟悉肌内注射的步骤"等均是不合格的目标表述。

（二）护理课程目标设置的步骤

1. 研究教学内容

教师要充分考虑教学内容中学科知识点与知识点之间的联系，确定每个知识点在教学中占据的相对重要的程度以及学生的接受能力。

2. 确定目标的领域与层次

首先根据知识点的性质，确定其归属于何种领域（认知、情感、动作技能三个领域），再确定其归属于该领域的哪个层次。虽然，布卢姆的目标分类方法是公认的具有科学性和严密性的分类方法，但由于其目标分类太细，操作烦琐，不便于推广实施。为此，我国护理教育专家将布卢姆的目标分类理论加以修订和简化。一般将认知领域的 6 个层次简化为识记、理解和运用 3 个层次，将情感领域 5 个层次简化为接受、反应、爱好和个性化 4 个层次，将动作技能领域 7 个层次简化为模仿、形成、熟练 3 个层次。

3. 表述课程目标

确定课程目标的领域与层次后，要用恰当的语言来表述学习目标。完整的课程目标表述应包括教学对象、行为、条件和标准 4 个方面。

（1）教学对象的表述

课程目标的行为主体是学生，这是非常明确的，因此，没必要在每一条课程目标的表述时具体写出。

（2）行为的表述

行为是目标表述中最基本的成分，是目标表述中的谓语和宾语，必须写出，不得省略；表述行为运用动宾结构的短语，动词说明动作的类型，宾语说明学习内容。行为的描述要明确、具体、可观察与测量。例如，"能理解教育目的的概念"这个目标表述中的"理解"就没办法去测量，可以换一种表述，如"能用自己的语言解释教育目的的概念"。表 2-1 给出了设置具体课程目标时，可供选用的部分动词。

表 2-1 护理课程目标表述中常用的行为动词

分类	层次	简化层次	动词名称
认知领域	知识	识记	定义、描述、复述、陈述、背诵、列出、默写
	领会	理解	解释、区分、举例、归纳、估计、转换
	运用	运用	计算、演示、操作、修改、执行、示范、运用
	分析		分析、比较、对照、选择、分类
	综合		编写、设计、制订、组织、计划、综合
	评价		评判、判别、评价、比较、断定

（续表）

分类	层次	简化层次	动词名称
情感领域	接受	接受	听讲、知道、接受、觉察、默认、认可、参加、顺从
	反应	反应	选择、赞成、请求、提出、同意、遵守
	评价	爱好	支持、完成、解释、探究、评价、区别
	组织		坚持、建立、权衡、主动、专注、渴望
	价值与价值体系的性格化	个性化	相信、保持、养成、自觉、贡献、贯彻、抵制
动作技能领域	知觉	模仿	观察、说出要领
	定向		说出操作程序
	有指导的反应		模仿、回示
	机械动作	形成	规范地进行、连贯地进行
	复杂的外显反应	熟练	熟练地进行
	适应		改进、调整
	创新		用其他方法操作、创造地进行

（3）条件的表述

条件表明学习者完成行为的条件或情境，包括环境、人、设备、信息、时间等因素，是目标描述句中的状语。例如，"在模型上独立演示口腔护理操作"这个目标表述中的"在模型上"就是实现该目标所具备的环境条件。

（4）标准的表述

标准是用来判断达成预期目标行为的标准，是表述句中的状语和补语成分。标准一般从行为的速度、准确性和质量3方面来确定，例如，"运用小儿营养计算法，为特定年龄和体重的儿童计算摄入量，正确率达100%"，其中行为动词是"计算"，实现目标的条件是"运用小儿营养计算法"，评价行为的标准是"正确率达100%"。

4.各领域教学目标举例

（1）认知领域

主要包括：①识记：要求的是记忆能力，学生要回答"是什么"的问题。例如，正确复述静脉输液的方法与步骤；②理解：要求学生掌握教材的内在联系和新旧知识的联系，能回答"为什么"的问题。例如，比较教育目的与培养目标，正确说出两者的异同点；③运用：要求学生将习得的护理学知识应用于具体的情境之中。

（2）情感领域

主要包括：①接受：情感反应过程是被动的，情感状态是中性的。例如，能参加护理研究的小组讨论活动；②反应：情感反应是积极的，是一种自愿的行动。例如，赞成开展护理研究的小组讨论活动；③爱好：指对某一类事物、现象等表现出定向性的，具有一定稳定性、一致性的积极情感反应。例如，渴望参加护理研究的小组讨论活动；④个性化：指个体的情感行为所表现的价值取向具有高度的稳定性和一致性，体现出一种习惯性。例如，在护理研究的小组讨论中始终保持积极主动的态度。

（3）动作技能领域

主要包括：①模仿：指学生在理解操作要领、步骤和观察教师示范的基础上，进行规范的分解动作和连贯动作的模仿性操作；例如，在教师的指导下正确进行皮内注射；②形成：指的是学生在经过反复练习后，能做到操作连贯而规范，必要时能运用。例如，独自正确连贯地完成皮内注射操作；③熟练：指的是学生经过反复训练及实际演练后，技能动作简练而娴熟。例如，正确熟练地进行皮内注射操作。

四、护理课程设置的模式

课程是实现教育目的的手段，是学校教育的核心，因此，课程设置是学校教育的关键性工作。从广义上讲，课程设置既是一项技术，又是一个课程计划的实践过程，它包括确定目标、拟订课程类型与结构、选择与组织内容、实施课程和评价课程等技术或阶段；从狭义上讲，课程设置是探讨课程内容、编制课程计划的过程，即在一定教育理论和思想指导下，通过一系列步骤，将教育内容以正规的文字形式描述出来的过程。不同的教育观念、课程理论产生了不同的课程设置模式，用以指导课程的设置工作。目前比较广泛推崇的课程设置指导模式主要有三种，即系统模式、目标模式及文化分析模式。

（一）系统模式

系统模式是将美籍奥地利学者贝塔朗菲（L. V. Bertalanfly）所提出的一般系统理论应用于护理课程的编制中而进行课程开发的模式。根据一般系统理论，我们可以将课程设置的全程视为一个开放的系统，此系统的输入部分为学校、教师所持有的教育思想、观念和理论；过程部分是指根据一定的知识、技能，将这些思想和观念转化为具体的各门课程；输出部分是预期课程，包括课程计划、课程标准、教学材料和教学活动的安排。然后通过反馈，评价输出的预期课程是否与输入部分的教育思想和观念相符，是否在转化过程中由于受某种因素的影响而改变了原来的思想和观念，如果出现了这些情况应及时进行调整。

课程体系作为一个开放系统，它不断与外界发生联系和相互作用。因此，随着社会的发展、科学技术的进步、医学模式的转变，以及心理学和教育科学的不断完善，课程体系也要随之发生变革。由此可见，课程系统是处于不断更新、不断改进和不断提高的循环往复的动态变化之中，每一次循环都将使课程更趋完善。

系统模式强调的是构成课程的各学科知识本身的系统性，即知识内容要由浅入深、由简到繁、由具体到抽象。同时，要确保内容的连贯和承上启下，注重内容的逻辑顺序，注重文化的积累和传递。

（二）目标模式

目标模式是指将课程目标的设定视为课程开发的出发点、基础和核心，围绕课程目标的确定及其实现、评价而进行课程开发的模式。这种模式发端于20世纪初期的科学化课程开发运动。20世纪中叶，美国课程理论家泰勒（R.Tyler）将这种模式发展并构建成为目标模式的经典理论。他认为，在编制任何课程时都必须回答的四个基本问题是：①学校应该追求哪些教育目标？②如何选择可能有助于达成这些教育目标的学习经验？③如何组织这些学习经验，以使教学更趋于目标的达成？④如何评价这些学习经验正在实现既定的教育目标？依据该模式我们可以按照以下步骤进行课程设置。

1. 确定教育目标

确定教育目标是课程设置的起点，也是课程设置过程中最核心的工作，教育目标是组织教学内容和选择教学方法的依据，同时也是评价教育结果的标准，它使教学活动始终向既定目标行进。

护理教育目标体系主要有三个层次，即国家层面的教育目的、学校层面的专业培养目标，以及教师制订的每门课程的特定行为目标（即教学目标）。有学者认为，泰勒所指的教育目标主要是指后两个层次的目标。

在来源于学习者、社会生活和学科专家建议的教育目标确立后，需要对这些不同类型的目标运用哲学及学习心理学两道重要的"过滤网"进行筛选，以保留具有高度重要性及一致性的目标，去除不重要及相互矛盾的目标。最后要保留那些可行的目标，进而形成具体的行为目标。

2. 学习经验的组织

泰勒认为，只有对学习经验的妥善组织，才能使学习经验产生累积的效果，从而使各种经验之间相互增强，提高教学效率。据此，他提出了有效组织学习经验应遵循的原则，即连续性、顺序性和整合性三个原则，以确保学习经验的循序渐进性和相关性。同时提出学习经验的两种组织（结构），即"横向结构"和"纵向结构"。

3. 评价课程计划

（1）评价的内涵

评价的内涵包括两方面：一是评价意味着必须评价学生的行为；二是评价至少应包括两次，即在实施课程计划前、后各测一次。实施课程计划前的测验可以得知学生的起点水平，教学后的测验则可以了解学生接受课程与课程计划后所改变的结果。前后比较才能得出变化的程度。

（2）评价方式与程序

评价课程计划时可采取笔试、行为测验、访谈、问卷调查、搜集学生的实际作品及其他记录等方式。评价程序首先是确定教育目标，确认评价情境，然后在此基础上选择或编制评价手段（工具），最后是利用评价结果。

以上环节中，确定教育目标是课程开发的出发点；选择和组织学习经验是课程开发的主体环节，其指向教育目标的实现；评价课程计划是课程开发的整个系统运行的保证。其中，教育目标既作用于学习经验，又作用于评价。因此，确定教育目标既是课程开发的起点，也是课程设置的归宿。依据该模式编制的课程有助于教师明确教学任务和要求，为学生的学习指明方向。但该模式也具有一定的局限性，主要表现在：①由于过分强调可测的教育目标，而忽视了思维、情感等难以量化及测量的高级认知过程、情感过程等因素；②由于过分强调明确而具体的教学目标，使课程内容建立在预设目标基础上，使教育的领域变得狭窄，而且过分强调共同性会忽略个体差异性；③由于教学目标的限制，往往限制经验丰富教师智慧的充分发挥。

（三）文化分析模式

文化分析模式（cultural analysis model）又称情境模式或情境分析模式，是以文化分析为基础来编制课程的一种课程开发模式。

在文化分析模式中，"文化"被定义为社会生活中的一切，在编制护理课程时，文化应包括：①国家文化，即国家作为一个整体拥有的信念、价值和思想；②地方文化，即该地区的文化特异性；③护理哲理，即护理作为一门独立学科所固有的理论、信念及思想体系。

文化分析即选择文化的过程，教育的目的是使学生获得我们所认为的文化精髓。另外，文化分析模式强调课程设置应考虑学生将要面对的客观世界，使学生学会适应未来社会的各种情境。因此，在课程设置时既要考虑学生本身的需要，又要承认学科、知识的客观价值，还要顾及社会需要。依据分化分析模式进行课程设置时，主要包括以下五个阶段。

1）文化分析：主要是对影响学校课程的内外部因素及其相互作用进行分析。内部因素包括学生与教师的价值取向、知识、技能、经验，以及校园文化与设施等；外部因素主要是指学校周围的社会情况，如文化、政治、科技、道德及社会的各种期望与要求等。

2）确立并表述目标：在文化分析的基础上产生目标，并根据目标的陈述要求对师生在各种教学活动中期望达到的行为改变做出表述。

3）制订教学方案：即计划"教什么""如何安排"的问题，包括选择学习经验、安排教学活动和教师，以及选择教材等。

4）阐明和实施：在实施教学方案前，把可能出现的问题充分预估出来，并在实施中逐个、有的放矢地加以解决。

5）检查、反馈、评价和改进：对课程目标、课程安排、教学活动及课程实施的结果进行适时的检查与评定，以利于进一步完善课程设置。

文化分析模式认为上述五个阶段是相互联系的，但不具有固定的逻辑顺序。在实际工作中，可以根据实际需要，从任何一个阶段入手，或者几个阶段同时进行。

综上所述，以上课程设置模式从不同角度研究课程设置工作，每种模式都有其特点与优势，如系统模式强调学科的系统性，目标模式强调教学中的目标管理，过程模式强调激发学生思考，文化分析模式则更强调学生适应未来社会，但每种模式也有其不足之处，因此，在实际应用时，应结合本校的实际情况进行客观分析，灵活运用。

五、护理课程设置的程序

课程设置程序按照时间的先后顺序具体包括四个阶段，即指导阶段、形成阶段、实施阶段、评价阶段。每个阶段的设计将影响下个阶段的设计，四个阶段相互依赖，相互发展。

（一）指导阶段

指导阶段的主要任务是，通过全面细致地收集资料及查阅参考文献，确定课程设置的理念、理论、概念及知识的具体内容，为以后各阶段工作指明方向。该阶段包括以下四个方面的内容：

1. 明确护理教育理念

（1）选择和确定护理理念

护理理念是引导护理人员认识和判断护理及其他相关方面的价值观及信念。它不仅对护理理论的发展具有深远意义，还影响着护理人员对护理现象及本质的认识和感受，进而影响着护理行为。护理理念体系包括人、健康、环境及护理四个基本要素。由于护理理念的形成和发展在一定时期之内受政治、经济、社会、文化、科学及哲学思潮的影响，因此，它始终处于动态的演变和发展之中。我们在课程设置的指导阶段选择和确定护理理念，就是明确护理教育者对上述四个基本要素的认识和理解，从而将护理理念融入课程设置中。

（2）选择与确立教育理念

教育理念是引导教学人员思维及行为的价值和信念，其核心是对教育目的、作用、对象、活动，以及知识来源和价值等方面的认识和信念。不同的认识和信念将导致不同的课程设置模式，最终产生不同的教育效果。

（3）明确学校理念

指学校的办学理念和教师对护理专业任务的理解与认识。它是通过全体教学人员对某些概念的一致认可而呈现出来的。学校理念应包括对护理教育要素的认识，如护理、健康、人、环境、教师、学生和社会需要等。学校理念体现了学校、教师的价值观，反映了其对培养人才的具体构想。

2. 统一术语

由于在设置课程过程中将运用很多含义比较接近，但又有一定差异的术语。因此，参与课程设置的人员须经过认真研讨，统一课程设置所采用的术语，以防在设置过程中产生混乱现象。

3. 确定培养目标

护理教育目标体系是一定时期教育事业、医疗卫生和护理事业对护理教育工作的要求，是护理教育理论和实践中的一个重要问题，是护理教育工作的出发点和归宿，包括教育目的、培养目标及教学目标三个层次。它对于护理教育任务的确定、制度的建立、内容的选择以及全部护理教育过程的组织都起着指导作用。正确认识、了解护理教育目标对护理教育者的活动有着极其重要的指导意义。

培养目标为课程设置提供了具体指导。在确定护理教育理念后，首要任务就是根据国家的教育方针、卫生工作方针及学校的总体培养目标，确定护理学专业的专业培养目标。护理学专业培养目标规定了学生通过一定期限的学习活动，在思想道德、知识、能力和身心素质发展等方面所要达到的预期结果。专业培养目标在表达上通常包括人才的培养方向、使用规格及规范与要求三方面内容。

护理教育培养目标的制订，需要遵循以下原则：

（1）必须全面贯彻党的教育方针

党的教育方针是国家根据社会政治、经济发展的要求，为实现教育目的所规定的教育工作总方向，是教育政策的总概括。在制订护理教育培养目标时，必须以我国的教育目标为依据，全面贯彻、落实党的教育方针，以保证具体培养目标的方向性，避免发生各种偏差。

（2）必须有明确的专业定向和人才层次规定

在培养目标中，应有明确的专业定向，应反映不同层次护理人才的具体培养规格和要求。遵循教育规律，尊重学科专业发展的基本体系，突出学科的内在逻辑、核心概念、思想与方法，吸收学科专业发展的新进展，以适应经济社会发展对人才需求的新变化，体现时代发展的新特点。在制订护理教育培养目标时，应有明确的层次定向，注意护理学专业不同层次人才培养的区别。

（3）坚持国家标准，突出办学特色

各专业培养目标必须在遵循国家颁布的教育标准和《高等院校本科专业目录和专业介绍》基础上结合学校实际制订，培养规格必须符合国家专业规范；既要遵循学校整体的办学思路，又要突出本专业人才培养的优势和特色。

4. 选择课程设置的理论框架

在明确了教育理念及培养目标后，课程的理论框架随之产生，理论框架为下一个阶段形成课程体系奠定基础。课程设置的框架既可以为确定护理知识范围、构建方式提供可操作性蓝图，也有助于将知识按其逻辑顺序合理编排，并使其与课程理论观点保持高度一致。同时，课程设置的框架还对课程的宗旨与目标、教学内容与方法及评价方法起到强化的作用。例如有的院校是以护理程序作为课程设置的理论框架。

（二）形成阶段

形成阶段是在课程设置理论框架的引领下，首先制订课程计划（包括课程体系），然后在此基础上编写各门课程的课程标准，明确每门课程所要教授的知识内容，最后在课程标准的指导下，选择或编写每门课程的教材。

1. 制订课程计划

（1）课程计划的基本结构

课程计划一般由以下几个部分组成：①专业名称：课程计划通常以专业为单位进行编写；②办学宗旨、理念和专业培养目标及制订该计划的指导思想与原则；③专业培养要求：指达到专业培养目标应具备的思想道德、职业态度、知识和技能；④修业年限与学位授予：修业年限是指学生在校学习时间的长短；学位授予是对学生在修业年限内学习效果的认可和颁发的证明凭据，四年制本科护理授予理学学士学位，五年制本科护理授予医学学士学位；⑤主干学科和主干课程：主干学科是指根据培养目标所确定的本专业所必须具备的专业理论与技能体系。主干课程列出了为实现培养目标，达到预期的知识和能力结构所应开设的主要课程；⑥课程设置：即教学进程表，一般以表格形式具体列出为达到专业培养目标和培养要求所开设的课程名称、类型、门数、开设时间、学时及考试安排等；⑦教学安排与学时分配：对学生在修业年限内所有教学活动项目的总体设计和时间规定，包括入学教育与军事训练的周数，以及教学、考试、假期、毕业实习和毕业教育的周数等，同时也对每项活动的内容和开展时间作以概括性说明；⑧考试成绩与要求：对必修和选修课程在考核形式、时间和学分上的规定，以及对毕业考试形式和内容的概括说明；⑨其他说明：课程计划的补充说明，包括使用课程计划的起止时间、制订单位等。

（2）制订课程计划的基本原则

课程计划是学校对课程的总体规划。在编制课程计划时须遵循的原则是：①符合国家教育方针和护理学专业培养目标；②反映科学技术和社会发展对护理人才的需求；③保证教学内容的系统性和完整性，处理好各门课程纵向和横向的关系，并使每门课程都为实现专业培养目标服务；④合理分配课程门数和学时。通常每学期安排 5～10 门课程，其中主干课程 3 门左右，每周安排 22～26 学时为宜；⑤课程计划一旦确定，要保证在一定时期内相对稳定，至少在一个周期内不宜进行调整。如果在执行过程中发现有不妥之处，应经过充分论证和审批手续方可进行修订。

2. 编制课程标准

（1）课程标准的基本结构

课程标准一般由以下三部分构成：①说明部分：课程标准的前言部分，其内容是简明扼要地说明本门课程的性质、价值和功能，阐述课程的基本概念、说明课程标准的设计思路和整体框架，为理解课程标准、编写教材和教师教学指明方向；②正文部分：反映课程的主要知识结构及实施措施。正文部分一般以章或节为单位，按学科的知识体系，对课程基本内容进行编写。包括系统地列出教学的全部章节安排、教学目标、教学时数、重点难点等；③附录部分：内容包括使用的教科书、参考用书、教学仪器等教学资源。

（2）编制课程标准的原则

一般以每门具体课程为单位编制课程标准，在编制时须遵循以下原则：①必须符合课程计划的要求。根据本门课程在课程计划中的地位和应发挥的作用，确定课程教学内容的深度和广度。护理专业本科层次应重视基本理论、基本知识和基本技能，同时也要注意及时更新教学内容。要考虑学生的接受能力和学习负担，教学内容应"少而精"；②研究学生的认知方式、认知结构及学习本学科已有的知识准备，按照学生的认知特点及认识顺序，循序渐进地设计和安排课程的难易程度，使学科的逻辑结构与学生的心理结构相配合；③既要考虑本课程内部各部分内容之间纵向的衔接，也要研究本课程与其他课程横向上的联系与配合，避免内容之间的相互脱节和重复；④要体现素质教育理念。在进行教学设计时要全面体现"知识与技能""过程与方法""情感与价值观"三位一体的课程功能；⑤设计有利于学生发展的考试方法，重视形成性评价和学生自我评价。

3. 编写或选择教材

教材是课程标准的进一步展开及具体化。教材选择和编写的质量与教学质量密切相关。教材包括教科书、实验指导、补充材料及视听教材等，其中教科书是教材的主体。当前，我国护理教科书的出版有多种形式，有由国家行政主管部门编辑的国定制教科书；有由民间编辑，经中央或地方教育行政主管部门审查合格的审定制教科书；有由民间自行编辑出版发行的供各学科自由选用的教科书。无论由哪种形式编辑出版，教科书的基本结构是一致的，包括目录、正文、作业、实验、图表、附录、索引和注释等。其中，正文是主要内容，一般按篇、章、节编排。

在编写时应遵循以下原则：

（1）内容上要体现"三基""五性""四个适应"

教科书要反映本学科的基本理论、基础知识和基本技能；要体现科学性、思想性、先进性、启发性及实用性，编写的教科书应以课程标准为依据，其内容必须是科学、可靠的知识，经得起实践的检验，在科学上尚未定论的内容不应编入；同时，教科书也要做到适应社会经济发展和人群健康需要的变化，适应科学技术的发展，适应医学模式的变化与发展，适应医学教育的改革与发展。

（2）编排上要做到知识体系逻辑性符合学生学习心理规律与发展需要

编写护理学教科书要合理体现知识的逻辑顺序，并符合护理知识本身所具有的逻辑性。同时要注意本门课程与其他课程在内容上的衔接与呼应，避免出现重复和疏漏的内容。

另外，为使教科书符合学生的学习心理规律和发展需要，应注意教科书与学生主体的内在联系，编排形式上要有利于学生的自学和认知建构。在编写时要注意设置"先行组织者"。先行组织者是指先于学习内容之前呈现的一个引导性内容，它可以是一条定义、规则或一段概括性的说明文字等。它的概括性和包容水平高于将要学习的新内容，它是新旧知识连接的桥梁。教科书编写中设计先行组织者有利于学生对新知识的理解与接受，促进知识的保持与迁移。

（3）形式上要有助于学生学习

教科书应充分考虑学生的兴趣和接受程度，教科书的文字阐述和体例形式应简洁、精确、生动、流畅及图文并茂，重点突出，难点分散。为了使教科书结构鲜明，可利用序列数字指明内容要点，也可在重要的文字下加"着重号"突出重点。另外，为了呈现学习内容本身所具有的逻辑关系，在使用符号标识时，要注意其一致性和层次性。为了引发学生的注意，应针对学科的教学特点和教学目标，设计恰当的附加问题。

（三）实施阶段

实施阶段是课程设置过程中的实践阶段，它把前两个阶段的内容付诸实践。实际上，课程实施是一个实验性的实施过程，其目的在于把人们头脑中的教育思想观念及其物化形式（教学计划、教学大纲和教材）加以落实。在此过程中，全体教师的通力合作是确保课程实施的基础。教师可以创造性地应用前两个阶段的结果，同时，教师有责任运用经验及职业判断力来确定课程的可行性，进而检验前两个阶段所形成的课程计划、课程标准等是否合适，以利于及时发现和反馈课程设置中的问题。

课程实施的主体是全体教师，在实施前，教师应全面了解整个课程计划中的各项目标与内容，并明确自己所承担课程在整个课程计划中的地位和作用，有的放矢地组织教学。在此阶段教师主要完成三项任务：①根据课程标准，对具体的教学单元和课程的类型与结构进行规划，拟定每章节和每堂课的教学目标；②根据教学目标和课程内容的性质选择教学方法，组织并开展教学活动；③评价教学活动实施的结果与预期目标的切合度，为下一轮课程实施提供反馈性信息，以便作出改进。

（四）评价阶段

评价是课程设置的最后阶段，主要是对课程计划完成程度进行分析，衡量学生是否达到了教育目标及理念所规定的范围。课程评价的目的在于通过评价活动发现课程中存在的问题和不足，并找出造成这些问题的原因，同时做出相应的改进，使课程更趋完善。课程评价主要从以下几方面进行审核：制订过程是否依照了科学的原理、原则；编制过程是否遵循一定的合理程序；制订好的课程计划与最初选定的教育思想和理念是否吻合；课程计划实施过程中是否遵循了基本的教学规律和教学原则；教学方法和手段的选择与组合是否科学合理；教师是否具有创造性；学生是否达到了预定目标。

六、护理教学的基本环节

（一）备课

教学是一种有目的、有计划的活动，在进行课堂教学活动之前，教师必须进行准备，在头脑或书面中做一个计划。课堂教学的准备即备课，是教师根据课程标准的要求和本门课程的特点，结合学生的具体情况，选择最合适的表达方法和顺序，保证学生有效学习的过程。备课是否充分、完善，直接影响教学效果。备课的过程，既是教师提高自身的文化科学知识水平的过程，也是教师积累、总结教学经验和提高教学能力的过程。

通常情况下，课堂上泛泛讲解教材内容，很难激发学生的学习兴趣。教师在钻研教材的同时，应利用各种途径，收集与教学内容有关的参考资料，包括同层次教材、中外文书籍、报纸杂志、网络资源等，了解相关的新进展，以便充实、丰富教学内容。

1. 熟悉教学对象

备课从了解学生的学习需要出发，而不是单纯钻研教材。教师可通过与带班教师及学生交谈，以及采取课堂观察学生、布置课后作业、问卷调查等方式全面了解学生，如学生学习新任务的先决条件或预备状态、对学习任务的情感态度、对完成新任务的自我监控能力等。在此基础上，教师概括出学生的共性并掌握个别情况，有针对性地进行分类指导和个别指导。

2. 选择教学方法

课堂教学中可选择的教学方法多样，每一种教学方法都有其优势与不足，教师必须根据护理教学目标的要求，结合课程内容的特点，选择适应教师自身条件，符合学生年龄特征、兴趣、需要和学习基础的教学方法，只有这样，才能发挥课堂教学的整体效应。

3. 设计教学方案

教学方案是教师对教学过程的计划安排，是教师实施教学的依据。教师实施授课的效果如何，很大程度上取决于教学方案设计的质量。设计教学方案即编制三种计划。

（1）学年或学期教学进度计划

该计划也称教学周历，通常是在开学前制订本学期教学总要求、章节的编排顺序、教学时数和时间的具体安排、教学形式与教学手段等。

（2）单元计划

单元计划指课程标准的某一单元拟定的该课程单元的教学目标、课时划分、课时类型、教学方法和必需的教具等。

（3）课时计划

课时计划又称教案，是备课中最具体的一步。教案的内容一般包括：①授课课程、授课章节以及具体、可行、可测量的教学目标；②确定教学的重点、难点和关键点；③选择合适的教学组织形式、方法、教具和媒体；④确定各个教学进程的步骤、表达方式和时间分配；⑤设计思考题及作业等；⑥设计板书；⑦明确参考书；⑧记录课后反思等。编写教案虽有格式，但不限于某种格式，详略的处理也因教师而异。

在教案编写过程中应注意：①以课程标准、教学内容为依据，全面、透彻地掌握教材；②设置具体、明确、恰当、有指导作用的教学目标与要求，应包括知识培养、能力培养、创新思维、情感激发和思想方法等内容；③科学安排进度，材料充实，突出重点，讲清难点，注重启发；④精心选用教学手段，注明教具的使用时机；⑤详略得当，书写工整，项目齐全。

（二）上课

护理课堂教学的实施阶段，俗称"上课"，是教师的教和学生的学相互作用的最直接表现，也是整个教学工作的中心环节。上课既要引导学生的学习意向、动机，又要明示教学目标、内容，还要维持良好的教学环境。

上课应在现代教学理论指导下，遵循教学规律，贯彻教学原则，运用适当教学方法组织教学。上好一堂课的具体要求一般包括以下几点。

1.目标明确

教学目标的制订要符合课程标准的要求以及学生的特点，师生双方对一节课所要达到的教学目标应具有共同的明确认识，并且教学目标要正确、全面，符合教材和学生的实际，不仅有知识的掌握，还应包括情感、态度的培养，否则容易脱离实际。教师在课堂上的一切教学活动都应该围绕教学目标进行。

2.重点突出

指教师要把主要精力放在重要内容（基本知识、概念和原理）的教学上，不要在一节课上将所有的内容平均分配时间和精力。另外，在讲授的过程中，教师既要突出教材的重点、难点和关键点，又要考虑教材的整体性和连贯性；既要注重新旧知识之间的联系，又要注意理论和实践的联系。

3.内容正确

内容正确指教师教授的知识必须是科学、准确及符合逻辑的，包括对概念、定理的表达准确无误，对原理、定律的论证应确切无误；同时教师教学技能或行为要规范，并且要求学生做出的反应同样是正确的，如果不正确，教师就要及时加以纠正。

4.方法得当

教师要正确灵活地运用教学方法，要根据教学任务、内容和学生的特点选择最佳的教学方法，注意多种方法的有机结合，坚持"一法为主，多法配合"，达到教学方法的整体优化，从而调动学生学习的积极性，启发学生积极思维、勇于探索，力求取得最佳的效果。

（三）布置与批改作业

作业是促进课堂教学极为有效的一种手段，它能及时地让教师了解到学生课堂内外所获取的信息及应用新知识的能力，可以说作业是课堂教学的延伸，是实现教学目标的证明。作业有课内、课外之分，都是为了让学生巩固消化所学的知识，培养学生技能、技巧，训练学生独立工作的能力和习惯。护理教学中的作业包括以下三个方面：①口头作业，如复述、问答和口头解释等；②书面作业，如写反思日记、论文等；③实践作业，如护理技能操作、社区护理实践报告等。教师在布置和批改作业时应注意以下四个方面。

第一，根据学科课程标准规定的范围和深度，针对不同层次的教学目标，合理地设计作业的内容和形式。作业的内容应有启发性、代表性，注重习题的演变过程，可以设计几个不同的台阶让学生由浅入深、循序渐进地推导，同时要兼顾理解性、巩固性、应用性和创造性，重点是基础知识的掌握和基本技能的培养；作业的形式可设计为个人作业或小组作业，有助于充分发挥个人自主学习和合作学习的优越性。

第二，根据课程和自主学习时间的比例，有层次性、针对性地确定适当的作业量，并且按学生一般水平确定作业的难易度，以免学生负担过重。同时要尽量注意对尖子生和学习能力较差学生的区别对待。

第三，明确、具体作业的要求：包括作业的规范格式、完成作业的方式、上交日期等。适当地给予指导，但不能完全替代学生思考，需培养学生自主学习能力。

第四，及时检查和批改作业：应及时检查作业并给予正确的批改与评价，以使教师及时了解教学的质量，了解学生知识的掌握情况。

七、护理教学的规律与原则

（一）护理教学的规律

1. 教学规律的内涵及作用

（1）教学规律的概念

教学规律是指教学的发生、发展过程中各种因素之间客观的、必然的、稳定而普遍的联系。在教学过程中，人们通过发现、认识、掌握及遵循它，来保证教学质量与效率。相反，如果违背教学规律，将给教学带来不应出现的问题。教学规律具有层次性：一方面指教学外部规律，即教学受学生身心发展规律制约并为促进其发展服务；另一方面指教学内部规律，例如教与学的辩证统一，间接经验与直接经验的辩证统一，掌握知识与发展能力的辩证统一，掌握知识与思想教育的辩证统一，课内与课外的辩证统一。

（2）教学规律的作用

教学规律对教学活动具有规约作用，它制约着教学的各相关工作，包括教学目标的设计、教学内容的选择和组织等。研究教学过程的规律有助于阐明教学的基本原理。自觉地掌握并运用教学规律，有助于科学地进行教学活动，确保教学质量。教学规律是制订教学原则及开展教学工作的依据，也是指导教师进行教学实践的指南。

2.护理教学的基本规律

（1）教与学相统一的规律

教与学相统一的规律是教师主导作用与学生主体地位相结合的规律，是护理教学过程中最主要、最本质的关系。教学活动的实质是教师的教与学生的学的双边活动，双方互为条件、互相依存、缺一不可。教是为了学，学习需要教，教与学处于辩证统一的过程中。

第一，教师"教"为主导。教师作为"教"的主体是由教师的地位和作用决定的。教学过程中，教师教的内容、程序和方法，学生学的内容、程序和方法主要取决于教师的指导。教师受过教育专业训练，有比较丰富的知识，了解学生身心发展规律，能担负起教学活动的组织者和指导者的重任；而且，对于缺乏专业知识与能力的学生来说，只有借助教师的教导与帮助，才能以简捷有效的方式掌握护理专业知识；同时学生学习的主动性和积极性也有赖于教师的指导。

第二，学生"学"为主体。在护理教学过程中，学生是教育的对象，又是学习活动的主体。教师的"教"固然重要，但对学生来说毕竟是外因，外因必须通过内因起作用。因此，教师应注重调动学生学习的积极性，引导学生主动参与学习过程，同时要为学生提供更多的获取知识信息及分析、讨论、利用信息和解决问题的机会。只有通过学生自己的积极思考和自觉练习、运用，才能将课堂知识转化为他们自己的知识财富、智慧才能和思想观点。学生的主体意识越明确，学习主动性就越强，学习效果就越好，个体身心发展就越大。

第三，教师"教"与学生"学"的有机结合。在护理教学过程中，教与学双方是相辅相成、相互依存、相互促进的关系。教师主导作用的充分发挥主要体现在承认学生在教学过程中的主体地位，把学习的主动权交给学生。反之，学生的主体地位是以教学为前提的，是对教师"教"的积极配合。教师"教"与学生"学"相结合的实质是交流与互动，分享彼此的思考、经验与知识，交流彼此的情感、体验与观点，实现教学相长和共同发展。因此，在护理教学过程中，必须充分发挥教与学双方的积极性。随着学生年龄的增长，知识的增多和能力的增强，他们的学习自主性、独立性将得到提高，护理教师针对不同年龄学生教学时，主导作用的要求应有所变化。

（2）间接经验与直接经验相统一的规律

在护理教学过程中，学生的认识有两个方面：一方面是获取直接经验，即学生亲自活动获得的知识；另一方面是获取间接经验，即他人的认识成果。间接经验与直接经验的关系是护理教学过程中的一对基本矛盾关系。正确处理这对矛盾关系，应明确以下两点。

第一，学生学习知识必须以间接经验为主。就人类知识总体而言，任何知识都离不开直接经验；就人类获得知识的途径而言，则主要是接受他人的认识成果，获取间接经验。

生有涯，而知无涯。仅靠个人的摸索是难以掌握人类长期积累的认识世界和改造世界的本领的，只有借助间接经验才能达到人类现有的认识高度，从而适应社会生活，并且有所创新和前进。实践证明，学生要在短时间内掌握系统的科学文化知识、护理专业知识和技能，就必须以学习间接经验为主。

第二，学习间接经验必须以直接经验为基础。学生的主要任务是学习间接经验，它可以避免重复人类认识史上所经历的曲折和错误，以便用最短时间和最高效率把认识提高到当前水平，去攀登科学文化的新高峰。然而现成的书本知识，一般表现为抽象的概念、原理及规律等，学生要把这种书本知识转化为自己能理解、运用的东西，必须有亲身实践的直接经验做基础，因为一切真知来源于直接经验。只有把直接经验与间接经验结合起来，感性知识与理性知识结合起来，学生才能获得运用知识于实际的能力，从而真正掌握知识。例如，若使学生真正掌握教材中"输液"的操作要领，就必须要以个人的护理实践经验为基础。同时还应引导学生学会把书本知识运用于生活实际。否则，学生很容易变成只会卷面答题而缺乏创新精神和实践能力的"书呆子"。

总之，在教学过程中，教师要善于运用学生的直接经验，把它作为接受间接经验的基础。传授理论知识一定要联系实际，学用结合，尽可能丰富学生的感性认识，使学生更好地理解知识，并引导他们到实践中去验证和应用，获得运用知识于实践的能力。

（二）护理教学的原则与应用

根据《高等教育学》中所提出的教学原则，并结合护理专业的特色，可确定以下十条护理教学原则。

1. 科学性、思想性与艺术性相结合的原则

在教学中，科学性是指传授的知识必须是准确无误的，能反映最先进的护理学思想及理论体系；思想性是指护理教材内容的安排和教师的教学过程必须注重培养学生良好的品德，使学生树立正确的职业观、人生观和世界观；艺术性是指教学应遵循学生心理活动的规律，充分发挥教学的感染力，提高学生的学习兴趣。

（1）加强教学的艺术性，提高教学效果和教学质量

教学艺术是指教师运用语言、直观形象和教材，创设教学情境，遵循教学规律，灵活运用教法，实现教学任务的综合能力。教师的教学艺术越高，教学效果越好。如何将学科知识生动有效地传授给学生，使学生在轻松、愉悦的氛围中学习，在很大程度上取决于教师教学的艺术感染力和魅力。教学艺术不等于教学手段和方法，而是对教学手段和方法的熟练掌握和巧妙运用。要提高教学艺术性，教师首先要成为该学科的专家，才能将知识融会贯通；其次，教师要潜心钻研现代教育理论和教学技能，以形成自己独特的风格。此外，教师还要富有教育机智，能及时妥善地处理教学中出现的非预测的问题，这也是教师教学

艺术的一个重要体现。

（2）发挥护理教师的榜样作用

教师的人格作为一种精神力量，对学生的心理影响是任何道德格言和奖赏条例不能替代的。首先，护理教师在各种形式的教学活动中，应加强自身的职业道德修养，起到专业引领的作用；其次，教师应有严谨的治学态度，成为学生学习的榜样。

2. 专业性与综合性相结合的原则

护理是一种帮助人类恢复、保持和增进健康的社会活动。人自身的复杂性、多面性及人类活动的广泛性、综合性，决定了从事护理活动的人不仅要掌握关于人的自然科学知识，还必须了解涉及人的社会、人文科学知识，才能适应现代护理事业发展的需要。

护理教学中贯彻专业性与综合性相结合的原则，要求做到以下三点。

（1）建立合理的知识结构与必备的能力结构

护理教学应根据社会对护理专业不同层次人才所要求的知识与技能确定课程，选择教材，组织教学活动。在知识结构方面，应掌握主要的专业知识和技能，了解与专业有关的最新科技信息；在能力结构方面，除了针对不同层次学生的主要能力提出要求外，还应侧重培养护理专业能力，如临床决策能力、观察能力、交往能力等。

（2）协调好各课程之间的关系

护理专业的各门课程、各种教学活动是一个有机组合的整体，共同发挥着培养护理人才的作用。但是护理院校培养出来的护理人才不能马上成为医疗卫生系统中的专门技术人才，而是专门技术人才的"胚胎"，更多的专业技术需要在实践中锻炼形成。鉴于此，根据不同层次的学生培养目标提出各层次的学生专业核心能力培养，同时利用知识的连贯性，提高教学的整体化效应。在护理专业的课程设置中，不能因为是专业教育就过分强调专业课的比例，忽略公共基础课和专业基础课，而应在教学中注意加强各门课程、各种形式教学活动的联系与协调，以形成合力，发挥最佳的教学效果。

（3）注重专业化职业教育

明确的专业目的性和职业倾向性有利于激发学生的学习动机，加强学习的主动性，提高学习效率。护理职业规范是护理工作者必须遵循的行为准则，是护理工作者的道德责任和义务。护理教师应注意在日常教学活动中进行正面教育，也可通过隐蔽性课程，如校园文化、各种仪式活动、人际环境等，给学生以持久的、潜移默化的影响。

3. 理论与实际相结合的原则

这一原则是根据间接经验和直接经验的关系及护理学本身的特点提出的，从临床护理专业核心能力出发，将教学过程与专业知识的内容进行整合，既强调基础理论和基本技能的训练，又重视护理实践在教学中的作用，如职业道德、人际交往能力、评判性思维和反思能力、健康教育能力等，使学生在掌握基本知识和基本技能的同时，通过参与各种实践活动，培养学生分析及解决问题的能力，得到实践的锻炼。

4. 统一要求与因材施教相结合的原则

统一要求与因材施教相结合的原则是由我国社会主义教育目的所决定的，是由教学过程的本质和教学规律所决定的。护理教学过程是由教与学的两个方面来组成的。一方面取决于社会发展的普遍规律，即取决于国家对青年学生教育的要求；另一方面又取决于教育本身发展的特殊规律。教学过程的本质是教学过程中内在的、隐藏的、共同的属性和特征，它决定着教学过程的存在，推动着教学过程的进行与发展。但教学本质和教学规律只是为教学提供了一个可行的方向，在具体操作中，护理教学工作一定要按照这种统一的要求去进行，要使每一个学生都能达到这种要求。否则，教育工作就会偏离方向，不能为社会培养出合格的护理人才。

教育的对象是学生，因此护理教师应从学生的实际出发。由于环境、教育、学生本身的实践以及先天遗传的不同，每个学生都具有其个别的差异。在教学中，必须坚持"对具体事物作具体分析"，要针对不同学生的不同情况，有的放矢地进行教学，实行"因材施教"，使教学的深度、广度适合学生的知识水平和接受能力。

（1）教学要统一要求，面向大多数学生

护理教师应从专业的培养目标出发，根据各门课程的大纲要求，对学生统一施教，使教学的深度、进度符合大多数学生的接受能力，正确处理好教学中难与易、快与慢、多与少的关系，以保证学生达到基本的统一的教学要求。

（2）教学要以学生的实际为出发点

护理教师要进行调查研究，既要了解全班学生的一般特点，如知识水平、接受能力、学习观念等，更要了解每个学生的具体情况，如学习的兴趣、爱好、注意力及记忆力等，在此基础上采取不同的教学方法，从而使每个学生都能得到发展。

（3）正确对待个别差异，注意培养尖子生和帮助差生

了解学生的个别差异，是为了发挥他们的长处，弥补他们的短处，做到"长善救失"，把他们培养成合格的护理人才。因此，对待学生，无论是"尖子生"还是"差生"，都要一视同仁、热情关怀、耐心帮助。对尖子生要精心培植，对他们提出更高的要求，防微杜渐，发挥潜力，使他们尽快成才。对"差生"要善于挖掘他们身上的积极因素，及时改正缺点和错误，因势利导，帮助他们分析学习困难的原因，使之通过刻苦努力，逐步赶上大多数同学的学习步伐，绝不能歧视他们。

5. 教学与科研相结合的原则

护理学作为一个独立的专业，其发展应该以科学研究为基础，但我国护理科研刚刚进入起步阶段，主要有两个途径：一个是结合专业课程在各种教学活动中实现；另一个是通过课题设计、毕业论文、临床调查及学术活动等教学形式来实现。

目前我国护理科研与国际水平之间仍存在差距，所以在教学过程中应坚持教学与科研相结合的原则，这是根据学生身心发展的特点和规律提出的，将科学研究引入教学过程，使学生在学习护理知识的同时，掌握科学研究的基本方法，形成科学精神与科学态度，发展从事护理科学研究的能力，即以教学促进科研，以科研带动教学，只有保证护理科研和教学的协同发展，才能促进护理学科的进步。

护理教学中贯彻教学与科研相结合的原则，要求做到以下几点。

（1）密切跟踪学科发展前沿，向学生介绍新成果

在护理教学过程中，教师讲授的教学内容应反映护理学和相关学科的新成果，这就要求教师不仅要掌握本学科的知识和理论，还要密切关注学科发展动态，不断获取新的科研动向和思想，并应有意识、有计划、有目的地将学科最新成果及时合理地补充到护理教学内容中去，以扩大学生的知识面。同时还可指导学生通过阅读书刊、浏览文献、参加学术交流等活动把握本学科科学研究的动态和趋势。

（2）对学生进行科学态度、科学精神与科学道德的教育

科学态度是指实事求是、严谨踏实的作风。科学精神是指坚持真理、敢于创新、勇攀科学高峰的精神与意志。科学道德是指科学工作者的行为规范。在护理教学中，应着重选择科学史上敢于创新、做出重大突破的典型事例教育学生，应严格要求学生实事求是地开展学习研究活动，敢于成功，也敢于面对失败。应教育学生老老实实做学问，不要把他人的论点作为自己的创意，不能把他人的研究成果据为己有，应相互尊重，谦虚谨慎。

（3）结合教学开展科研实践活动，训练学生的科学思维方式

护理教师要通过教学过程训练学生的科学思维方式，学会运用比较、分析及综合、归纳、推理等逻辑方法，运用辩证法、系统观研究问题，并可通过文献检索、收集整理资料和实习调查等活动，使学生得到科学思维及方法的训练。

6. 直观性与抽象性相结合的原则

直观性和抽象性相结合的教学原则，是根据学生的认识规律和思维发展规律而提出的，它也是间接经验和直接经验相统一的教学规律的反映，是指教师在护理教学中要利用学生的多种感官和已有经验，获得丰富的感性认识，形成表象，并引导学生对所学内容进行分析、综合、抽象和概括，加深对知识的理解，从而形成科学概念，掌握理论知识。

学生学习科学知识，是从生动的直观到抽象的思维再到实践，即从感性认识发展为理性认识，再用理性认识指导实践。学生认识活动的特点决定了他们不可能完全通过社会实践获得直接经验，而必须借助于直观的材料演示和教师形象化的语言。然而，只感知而不抽象也不能形成理性认识，不能达到对知识的领悟和掌握，因此，护理教学必须贯彻直观性和抽象性相结合的原则。同时，贯彻这一教学原则还有利于发展学生的智力和培养学生的观察力、思维力和操作力。

护理教学中贯彻直观性与抽象性相结合的原则，要求做到以下几点。

（1）恰当选择直观手段

运用于教学中的直观手段多种多样，要恰当选择直观手段，必须根据护理各课程的性质、内容和学生特点进行，因为不同的课程采用的直观手段不尽相同，如病理学、药理学多用实验、演示和观察等，解剖学、内科护理学、儿科护理学多用图表、标本模型等，护理人文学科多用图片、图表等，而基础护理学则多用演示、见习及参观等。因此，选择直观教学要因课而宜，不要盲目滥用。

（2）遵循学生感知规律

护理教师在运用直观手段时，必须遵循人的感知规律，有目的、有计划地培养学生的观察技能，发展学生的观察能力。直观手段的运用是护理教学中的技巧教学之一，要求护理教师具有一定的艺术性。教具应伴随护理教师的讲解而适时出现，运用该教具之前，不应展现在学生面前；教具出示后，护理教师不能让学生"看热闹"，而要讲明观察的目的和任务，同时提出思考性问题，以便使学生在看、听、摸的同时，能积极进行思考；教具运用后要及时收回，以免分散学生的注意力。只有遵循这些规律，才能获取良好的直观效果。

（3）直观教具要与教师讲解密切配合

护理教学中的直观不是让学生自发地看，而是在教师指导下有目的地细致观察。用语言对客观事物进行高度概括，具有直观的作用，可使学生如同身临其境。语言直观的特点在于它可以不受时间、空间、地点和设备的限制。通过护理教师对教材生动形象地描述，可使学生形成清晰的表象，间接感知学习对象。教师还可以通过提问引导学生把握事物特征，发现事物间联系，也可以通过讲解解答学生观察中的疑惑，促使学生全面、深刻地掌握知识。

（4）从运用直观过渡到摆脱具体形象

在护理教学中，直观只是手段，不是目的。教师在使用直观教具时，必须意识到直观手段的运用是为了及早摆脱直观，达到实现思维由形象到抽象的过渡。只有把直观性与抽象性结合起来，才有助于学生领会知识和发展智力。

7. 系统性与循序渐进性相结合的原则

系统性与循序渐进性相结合的原则是根据科学知识的本质及学生认知发展的顺序性而提出的，它反映了科学知识的整体性和逻辑性，以及学生认识活动规律的辩证关系。

系统性原则要求教材的组织具有系统性和逻辑性，要把一个学科的知识视为一个整体，不能颠倒或省略。护理专业课程应根据专业知识体系来设置，并考虑学生逐步深化的认知过程这一特点和教学法上循序渐进的要求，不能跳跃前进，应使先学知识能为后学知识开辟道路，奠定基础，使学生系统地掌握护理基础知识、基本技能，形成系统严密的逻辑思维能力。

护理教学中，为贯彻系统性与循序渐进性相结合的原则，要求做到以下几点。

（1）根据学科知识的系统性进行教学

护理教师要认真研究课程计划和课程标准，掌握各门学科之间的关联性与区别性，这样不仅可以避免各科教学的重复与遗漏，还会进一步加强各门学科讲授的联系。在护理教学过程中，还要细致了解每个单元或章节之间的系统性，加强新旧知识的内在联系，从而进一步扩大和加深学生知识的广度和深度。

（2）合理进行重点和难点教学

贯彻系统性原则并不意味着教学要面面俱到，平均使用力量，而是要求区别主次，分清难易，详略得当地进行教学，做到突出重点，突破难点，保证教学质量。

突出重点，就是把较多时间、精力放在学科的基本概念和基本技能上，围绕重点开展教学活动，以保证学生正确、牢固地掌握这部分知识。难点不一定是重点，而是学生在学习过程中较难理解和掌握的教学内容，不同的学生有不同的难点。突破难点就是针对学生的学习困难所在而采取有效措施，如学生缺乏感性知识，可加强直观教学；学生操作不合要求，可增加操练次数和时间等。

（3）遵循由易到难、由简到繁、由已知到未知、由近及远的教学规律

由易到难是指护理教学要由熟知的具体事实过渡到抽象的概括。由简到繁是指护理教学要从比较简单的事实和概括开始，逐步引导学生掌握复杂的本质与概念。由已知到未知是指护理教学时应以学生学过的旧知识作为讲授新知识的基础和前提。由近及远是指教学中应注意从学生周围或易于了解的事物讲起，逐步扩大学生视野。这些规则并非不变的。

（4）培养学生系统学习的习惯

护理教师应通过有计划、有目的的安排预习、作业、复习，检查学生知识掌握程度、技能水平，使学生所获得的知识系统化、综合化，并使他们养成系统的、循序渐进的、坚持不懈的学习习惯，克服学习上贪多求快和急于求成的缺点。

8. 启发性原则

启发性原则是根据教学过程中教师主导作用与学生主体性相结合，掌握知识与发展能力相结合的关系而提出的，是指在教学中教师要承认学生是学习的主体，充分调动他们的学习积极性和主动性，启发他们独立思考，在掌握科学知识的同时，提高分析问题和解决问题的能力。当代社会的发展趋势要求护理教学不仅向学生传授知识、技能和技巧，促进学生的智力，还必须发展学生的创造性思维，培养创造型人才。只有这样，学校培养的护理人才方能适应社会的需求，为社会创造财富。

护理教学中贯彻启发性原则，要求做到以下几点。

（1）恰当运用教学方法，激发学生学习兴趣

从教育心理学角度来讲，学习兴趣是指一个人对学习的一种积极的认知倾向与情绪状

态，它既是学习的原因，又是学习的结果。充分调动学生学习的主动性与积极性，是贯彻启发性原则的首要因素。学习的主动性与积极性是学习的内动力，没有内动力的学习是被迫性学习，是难以持久的。因此，教师应做到：①充分发挥教材本身的吸引力，采用恰当的教学方法，联系实际展现所学知识对人类健康、社会进步和科学发展的重要作用，可引起学生在学习上的新奇感，唤起学生的学习兴趣；②帮助学生明确学习目标，树立远大理想，从而把学习的一时欲望和兴趣，发展为推动学习的持久动力，保持较高的学习热情。

（2）善于提问，启发学生独立思考，培养学生思维能力

启发式教学的目的之一，是使学生的思维活跃起来。这就要求在护理教学中，教师不能单纯地向学生传授知识，而要善于提问，以开阔学生思路。问题不宜过多，难易得当，引导学生开动脑筋、独立思考、探索创新，激发学生主动学习，培养学生思维能力。为此，教师要深入研究教材，钻研教学方法，针对不同层次的学生，采取不同的启发方式，不仅要启发学生动脑，而且要引导学生动手、动口，为他们提供学习素材，鼓励学生善问、多问，培养学生独立思考、获取新知、解决问题的能力；另外，在护理教学中还要注意突出重点和难点，坚持少而精，即在有限的教学时间内，选择适量的教学内容，在使学生学好必要的基本知识与基本技能的同时，有时间和精力进行更多的自学和练习。

9. 量力性原则

量力性原则是根据学生身心发展规律对教学过程的制约性而提出的。量力性原则又称为可接受原则，是指教学的内容、方法、难度及进度等要与学生的接受能力相适应，防止发生教学低于或高于学生能力限度的偏差。

学生的接受能力是由两方面决定的，一是身心发展水平，二是所积累的知识经验。如果护理教师讲授太深、太多，超过学生实际接受能力，就会影响学生的学习自信心和身心健康。但是量力并不是消极地适应学生当前的发展水平，而是要适时把握学生的发展水平，使护理教学适当地走在学生发展前面，使学生在高度紧张的智力活动中，在克服困难的过程中富有成效地学习，不断取得进步和最大限度的发展。

护理教学中贯彻量力性原则，要求做到以下几点。

（1）以学生发展水平为基础进行教学

德国教育家第斯多惠（F.A.W.Diesterweg）指出，学生的发展水平是教学的出发点。护理教师在教学前和教学过程中，要及时了解学生已有的知识、能力水平和可能的发展潜力，在此基础上确定所讲授内容的深与浅、难与易以及教学进度的快与慢，使学生始终处于"跳一跳才能把果子摘下来"的智力活动状态。

（2）认真钻研教材，合理组织教学

认真钻研教材是全面把握教学目标的基础和前提。教材是知识的载体，需要每位护理教师去认真研读、感悟、领会、理解教材的基本精神和编写目的。在深入研究教材、掌握

学生知识水平和生活经验的基础上，护理教师需要判断学生可能难以理解、容易出错的知识，并在备课中给予突出。在护理教学过程中，应利用条理清晰、浅显易懂、逻辑性强的表达方式，促使学生理解并牢记知识点。

10. 巩固性原则

巩固性原则是根据人类知识保持的心理活动规律而提出的，反映了我们教学过程中的特点与规律。巩固性原则是指护理教学要引导学生在理解的基础上，牢固地掌握知识和技能，从而使之长久地保持在记忆中，并能根据需要正确无误地再现，以利于知识技能的运用。

在护理教学中贯彻巩固性原则十分重要。一方面，学生在短时期内接受大量非亲身实践得来的间接知识很容易遗忘；另一方面，护理操作技能的学习需要反复大量的练习才能熟练掌握。但巩固并不等于简单重复、死记硬背，而是在科学方法指导下的知识积累、理解及运用。

护理教学中贯彻巩固性原则，要求做到以下几点。

（1）在理解的基础上加以巩固

理解知识是巩固知识的基础，只有理解的知识才容易巩固。不理解就去巩固，就是死记硬背，是教学过程中的大忌。要使学生牢固地掌握知识，首先在传播时要使学生深刻理解，留下清晰的印象。所以在教学过程中，应将理解知识与巩固知识结合起来，贯穿于整个教学过程中。

（2）组织复习，促进记忆

在中国古代，孔子就提出"温故而知新"的主张。复习就是对已学知识的重温，它可以使知识在记忆里的痕迹得到强化，是巩固知识的主要手段。同时，护理教师要向学生提出记忆任务，安排好复习的时间，而且注意复习方法的多样化，并指导学生掌握记忆方法。此外，还要在经常复习的基础上，在学习的一定阶段进行集中复习，加深对知识的理解和巩固。

（3）在综合运用知识中巩固知识

护理教学还可通过引导学生努力学习新知识和积极运用旧知识，于实践中来巩固知识，这是一种更为积极的巩固，它要求学生在前进中巩固。

（4）重视对学生巩固知识的检查

在护理教学中，教师应重视对学生巩固知识的检查，如此才能了解学生对知识的掌握情况，以便采取相应措施，查缺补漏。教师可以通过合理安排实践环节，增加学生练习的时间及次数，并适当设置综合性病例，了解学生对知识点的掌握水平以及综合运用能力，从而加强对知识的巩固。另外，教师不仅要在检查中发挥主导作用，还应培养学生自我检查和评价知识质量的能力。

八、实训室教学

护理学是一门实践性较强的学科，护理教师在教学中必须注重学生实践能力的培养。实训室教学作为课堂理论教学的延伸，为学生进入临床实习提供了基础性训练，是学生学习护理技术、熟悉职业环境、培养职业素养、获得临床实践能力的主要途径和手段。实训室教学质量直接关系到护理人才培养目标的最终实现。

（一）实训室教学基本环节

实训室教学主要包括实训室教学的准备、实施、考核、成绩评价及实训教学档案管理等环节。实训室教学活动中，必须对各环节进行严格的过程管理，才能确保实训室教学质量。

1. 实训室教学准备

（1）制订实训室教学目标

实训室教学的教学目标应符合课程标准要求，突出护理学科特点，反映临床先进的护理理念和护理方法，补充理论教材中实训教学内容的不足。教学过程中应借助模拟设备，如高仿真模拟人、计算机辅助虚拟场景等，组织学生进行一系列的学习与训练，促进学生将理论知识应用于实践中，培养学生的技术操作能力、病情判断能力、决策能力、团队协作能力及沟通能力等。

（2）编制实训室实习指导

实习指导是教师依据教学目标为学生实训室实习所编制的指导性学习材料，其内容包括实训目的、操作前准备、操作流程、注意事项、考核标准等。考核标准中对学生的评价一般包括护理技能、人文关怀、团队配合等综合能力。

（3）设计实训室教案

实训室教案应依据实训室教学大纲，结合实训室教学教材进行设计与编写。教案的结构一般应包括教学目标和要求、教学内容、教学重点与难点、教学设计与组织、实习记录及课后反思等。

2. 实训室教学实施

实训室教学实施环节是实训室教学的关键环节，实施的基本步骤如下。

（1）明确教学目标

授课前，教师可通过口述或使用多媒体等工具，向学生介绍本节课具体的教学目标，使学生了解重点、难点和关键点等。

（2）观看视频

根据教学目标和学生的认知状况选择是否采用视频及视频的内容，视频的内容包括每项护理操作的演示、情境案例的介绍等。同时，教师可选择其中的细节进行讲解或强调，并提出问题引导学生思考。

（3）操作示教

教师在操作示教过程中，力求操作正确、规范。示教时要安排好学生的观看位置，使每个学生都能看清楚教师的示教动作。教师在示教过程中，边演示、边讲解，充分调动学生的视觉和听觉功能。在示教过程中要有"慢动作"，以放慢的速度为学生演示操作过程中的每一个细节。示教结束后，可以询问学生或通过在示教过程中对学生的观察，了解学生对操作示教的理解程度，必要时重复示教。

（4）学生分组训练与教师巡查

根据班级学生人数及实训室条件对学生进行分组，一般 4～6 人／组，然后进行分组训练。分组训练过程中教师应巡回观察学生训练的情况，并给予反馈和适当的指导，规范操作，适时纠正学生的错误。

（5）学生回示

分组训练结束后，随机抽选一定数量的学生进行回示，以了解学生对教学内容的理解程度，根据情况对有关内容进行再次强调或演示。

（6）教师总结与评价

教学结束后，教师应进行教学内容的总结，对其中的重点、难点内容再次强调，并评价教学效果，评价内容包括对学生的评价以及教学过程的评价。

（二）影响实训室教学质量的因素与控制策略

1. 实训室教学设计

实训室教学的设计与实施是整个实训室教学的核心部分，其质量的好坏直接影响教学效果。在设计时应遵循以下原则如下。

（1）合理运用教学方法

根据不同的教学内容和学生自身水平，有针对性地采取相应的教学方法来提高教学质量，可以采取讨论式、启发式、问题式、探究式以及角色扮演等教学方法，激发学生学习的主动性和思考的积极性。

（2）以学生为中心，以教师为主导

在护理实训室教学过程中，要重视发挥学生的主体地位，调动学生的学习主动性与积极性，在有限的时间内，教师要引导和鼓励学生主动思考、大胆创新、团结协作，起到引导和督促作用。

（3）培养爱伤观念

爱伤观念是护士素质的重要组成部分，在护理领域中，它是一种"以患者为中心"，通过护理人员精湛的技术及"视患者如亲人"的服务态度，减轻患者痛苦、促进患者舒适的服务理念。实训室教学中的"患者"往往是模型人或者同学，学生很难做到爱护、尊重和保护"患者"。因此教师在教学设计时应引导学生换位思考，培养爱伤观念。

2. 实训室教学的组织与管理

（1）制订实训教学大纲

教师根据培养目标、课程标准，结合实训室条件，编写实训教学大纲并进行定期修订，同时报院（系）及教务处备案。

（2）积极开展教学改革

实训室教学教师和实训室技术人员应积极改进实训室教学中的不合理因素，更新实训项目，完善实训内容，改革实训教学方法，进而真正发挥护理教育依托临床、服务临床、提高临床的作用。

3. 实训室教学的环境

良好的实训室环境有利于培养学生严谨向上的学风，得到美的陶冶、浸染。实训室教学环境的总体建设原则如下。

（1）优化资源、保障教学

根据不同层次学生的教学需求以及自身经济条件，在实用、适用、节约、创新的前提下，建设适当规模和数量的实训室，从而优化资源配置，以满足日常护理教学的需求。

（2）模拟临床、贴近临床

学生在实训室模拟环境中进行反复训练的目的是缩短与临床环境的距离，以尽快适应实际临床护理工作环境。因此实训室的环境建设应结合自身条件尽可能模拟临床，接近临床环境，配备与临床贴近的各种设施和设备。如在标准外科手术实训室内装置无影手术灯、多功能手术床、麻醉呼吸机、术前准备训练模型及外科手术包等。

第二节　护理专业课程改革分析

课程改革是在不断变化的社会大背景下进行的，社会、经济和科学技术的发展会推动课程的改革。课程改革以一定的理论为基础，有目的、有计划地对课程和教材进行改造。课程改革是教学改革的重要内容之一，也是教学改革的实质性阶段。护理课程改革应重视并借鉴已有的课程改革的经验和成果，充分考虑课程改革的影响因素，对现有护理课程体系进行改革。

一、课程改革的影响因素

（一）政治因素

课程改革会受到社会政治因素的直接影响。不同的国家或地区制订课程设置的权利方面是不同的。有的实行全国统一；有的地方则授权各个院校，院校有相当大的自主权。显然，由院校自主设置课程将会比全国统一的方法更有灵活性和选择性。

（二）经济因素

经济因素对课程改革有直接的推动作用。经济领域要求劳动力要具备深厚的基础知识、扎实的基本技能、健全的心理社会功能和创新意识，课程目标要据此要求进行调整，相应地，课程要按照课程目标进行改革。另外，课程改革受经济的地区差异性影响，不同地区的产业结构不同，所以受教育者需要掌握的知识和能力也有差异。

（三）文化因素

课程是社会文化的缩影，但社会文化需要通过教育机构的筛选才能进入学校课程。文化对课程变革的影响表现在，当新文化增加、旧文化改变时，课程设置就应及时做出相应调整；文化突变时，课程就要进行大的变革。

（四）科技革新因素

科技的进步与更新对课程的影响越发显著。首先，促使学校课程目标从注重传授知识转变为注重发展能力；其次，科技革新影响着人文学科与自然学科在课程系统中的相互关系，科学的纵向分化促使课程不断增加，科学的综合又推动课程的综合化；再次，科技更新的速度影响着课程变革的速度；最后，生产力与新技术革命使整个知识基础发生了根本的变化。陈旧的课程观念，如一次性教育、单纯知识教育等已被终身教育、以培养能力为主旨的新教育思想和观念所取代。这些教育思想和观念上的转变，必然也会带动课程发生相应的变革。

（五）学生发展因素

要考虑学生的发展状态与心理特征，尤其是学生的智力水平、心理倾向。课程改革必须在学生现有水平的基础上满足学生身心发展的全面需要，因此个人需要在各国高校课程设置和内容安排上受到越来越多的关注。如增加学生选修课程的自由度，选课制和学分制的创立和广泛采纳。

二、护理课程改革的趋势

护理课程的改革趋势主要涉及课程目标、课程设置、课程内容、课程结构和课程评价等几方面的内容。

（一）课程目标的改革

课程目标是指课程本身要实现的目标及在一定的教育阶段（包括课内与课外）的学生全面发展可望达到的程度。护理课程目标的设定要以现代护理观和现代教育观为基础，是教育目标的具体体现。

现代护理观强调，护理应从人的基本需要出发，以人为中心进行身心护理，应重视社会和环境因素在疾病中的作用，强调护理工作的独立性、科学性、整体性，认为护理工作的全过程是以解决人的需要为目的、以科学的护理程序为手段的护理行为。现代教育思想的根本是"以人为本"，承认人的价值和主体地位。教育中要注重促进个人的成长和发展，使个人的潜能得到最大的发挥。综上所述，护理课程目标改革应体现在以下三个方面：

1. 重视能力的培养

以学生为中心，以促进学生的学习和生活为宗旨。培养学生学会学习和指导学生怎样学习，从传统的以"教"为主转到以"学"为主。将强调激发学生的学习兴趣和主动的探索精神为课程目标改革的主要方向。

2. 重视利他主义、尊重他人价值观的培养

课程目标趋向于从行为目标模式转变为人本主义关怀模式。

3. 重视个人的发展

将学生个人的成长和发展纳入课程目标中，把学生的个性发展突出出来。使每个学生都能得到适合自己特点的发展，让学生学会学习、学会发展、学会创造、学会关心。

（二）课程设置的改革

课程设置是将课程的基本理论转化为产品（教学计划、教学大纲、教科书等）的一个中间环节。如何使课程设置更加突出护理专业特色，更加与社会需求紧密衔接，更有利于培养高素质的护理人才，是长期以来护理教育改革的热点。有关部门多次组织专家进行研讨，对高等护理专业的课程编制进行反复的修订并在实践中加以论证，各高等院校也都非常重视护理专业课程的建设，组织有关人员进行编写，尽量使课程编制更适合学生的学习，符合社会发展的需要。中医护理界也在这方面做了大胆的尝试，以中医整体观和辨证施护为指导思想，在中医护理课程编制中体现出中医护理特色，初步形成了具有中医护理特色的高等中医护理专业的课程体系，并在实践中取得了较好的成效。随着科技的不断发展和社会的信息化和经济化，未来护理专业课程设置的发展趋势将使其既考虑到社会利益、价值标准，又考虑到地区实用性及个性发展的特殊性。

（三）课程内容的改革

护理课程内容的改革必须顺应国内外课程改革的趋势。护理课程内容的改革方向主要体现在：

1. 增加道德教育

道德教育已成为世界各国普遍关注的问题，强调学生的公民意识教育、社会责任感的教育。

2. 注重人文素质课程的开设

护理课程的人文化是护理课程改革的重要内容之一。在护理教育中，要注重与国际接轨，更要从我国的实际情况出发。在全面推行素质教育的方针指导下，护理教育应加强对护理专业学生综合素质，特别是人文素质的培养。

3. 注重课程内外知识的结合

将两者视为完整的内容。应重视隐性课程的建设，如学校组织、校园文化等，将显性课程与隐性课程有机结合起来。

4. 注重基础课程，拓宽新课程内容

在强化护理专业基础知识的基础上，护理课程内容必须及时更新，体现护理专业最新的研究成果，剔除陈旧的、不合时宜的内容。同时，加强护理课程与现代信息技术的结合，使课程实施方式多样化，拓宽人才培养渠道。

5. 注重课程内容的综合化

护理课程内容应积极探索，有机综合部分课程，充分体现以人为中心的整体护理理念。

（四）课程结构的改革

课程结构的改革涉及课程的两个侧面，即横向关系和关联性。横向关系是指课程的分化与综合，关联性是指课程的排列顺序。

1. 改革护理课程结构，优化课程体系

课程改革应注重课程之间的有序衔接，优化课程设置和教学内容，凝练核心课程，适当压缩课时总数。避免单一的学科课程，设置一定数量的综合课程。

2. 加强实践教学，突出学生实践能力培养

护理教学的关键是培养学生解决临床实际问题的能力，通过早临床、多临床和反复临床，提高护理专业学生的实践能力和社会适应能力。

3. 深化创新创业教育改革，注重学生职业精神培养

在课程建设工作中，要把创新创业教育贯穿于专业教育教学的全过程，用创新创业教育理念推动课程体系、教学内容、方法和手段的改革，开设创新创业教育课程。通过课外科技创新活动、创新创业项目训练、各类学科竞赛、志愿服务和社区实践等形式，强化学生综合素质和职业精神培养，提高学生创新意识和实践动手能力。

4. 运用新信息技术，使课程实施方式多样化

改变传统教育观只强调老师的"教"而忽视学习者的学习自主性的弊端。从改革高校人才培养方式入手，利用新的信息技术和网络技术，如数据库、数字图书馆、网络课程等，使课程实施方式多样化，成为高校课程改革的一个重要目标。

（五）课程评价的改革

课程评价的改革是护理课程改革的一个重要方面。首先，要明确课程评价的目的。课程评价是为决策服务的，通过评价为改进课程提供方向。其次，课程评价应根据三个相互作用的标准（每个学生的需要、社会的需要和学科的需要）来进行。课程评价的改革，应充分发挥考核与评价体系的"指挥棒"作用，实施不同课程类别的考核方式改革，坚持考试形式多样化、考试内容综合化、评价方法质性化的原则，采取形成性考核与终结性考核相结合的考核模式，重视对学生学习过程考查和学习能力评价，探索建立多元的有利于学生个性发展的考核与评价体系。

三、护理课程改革的策略

课程改革是一项复杂的工程，涉及教学以及课程管理与政策的诸多方面。课程改革策略是拟定课程改革计划的过程和步骤，也是协调个人、组织和机构之间关系的办法。综合国内外课程改革的经验，护理课程改革的基本策略如下。

（一）加强理论研究和指导，做好课程改革和发展的师资准备

课程改革必须以一定的理论为指导。没有理论指导的改革是盲目的，而盲目的改革势必引起混乱。课程的施教首先靠老师，面对课程演变的趋势，需要对教师的知识和能力结构进行调整，鼓励和提倡有条件的教师开设新的选修课，组织相关学科之间的横向联系，通过进修、学术活动和出国留学等多种渠道，为开设新课程、开拓新专业做好师资准备工作。

（二）加强政府、专家和教师的良性互动

课程改革没有政府的支持，改革很难成功；没有课程专家的指导，成功的希望也很小；而没有学校教师的积极参与，更是必败无疑。因此，此三者之间的良性互动是学校课程改革成败的关键。

（三）加强相关领域课程的改革

教材及相关的学习资料和读物与课程改革是紧密联系的。因此，教材等相关的改革也要同时进行。

（四）做好推广工作

要对新课程的推广做出细致计划，并按阶段完成，逐步把新的课程方案从实验验证开始，向更大范围过渡，以取得更大的效益。

第三节 课程思政融入护理教学研究

《高等学校课程思政建设指导纲要》（以下简称《纲要》）明确要求：让所有高校、

所有教师、所有课程都承担好育人责任，使各类课程与思政课程同向同行，将显性教育和隐性教育相统一，形成协同效应。这是一项复杂艰巨而漫长的工程，需要科学设计，通力合作，长期坚持，不断创新。近年来，护理教育工作者将思想政治教育融入护理教学中，积极探索如何"守好一段渠、种好责任田"，为党、国家、人民培育优秀的护理人才。鉴于此，本节对课程思政在护理教学中的应用现状、教学实践及融入路径进行了探索和研究。

一、课程思政在护理教学中的应用范围

当前，课程思政建设已涵盖护理学科高职、本科、硕士研究生等各学历层次；涉及护理基础理论课程及护理应用理论课程两大学科理论类别，前者包括护理学基础、健康评估、护理伦理与法律法规、护理伦理学、护理管理学、护理心理学、护理研究、免疫基础与病原生物学、预防医学、药理学等；后者有老年护理学、精神科护理学、急危重症护理学、社区护理学、内科护理学、外科护理学、儿科护理学、高级护理实践等。此外，课程思政也运用在护理临床教学中。但是现有研究对象主要为高职生和本科生，中职生和硕士博士研究生较少，且学校之间缺乏合作，未形成良好的学术共同体；尽管课程思政覆盖面广，但在医学基础类课程以及临床教学中探讨的广度和深度不足，有待进一步拓展和深入。

二、课程思政在护理教学中的设计与实践

现有研究以课程思政的设计与实践为主，主要包括丰富思政资源、挖掘思政元素、探索融入路径等方面。

（一）课程思政的资源

护理教育者为将思政有效融入护理教学，授课内容不再局限于教材，不仅从临床工作、日常生活中的亲身经历进行延伸，还从文献、影视库、法律条文、新闻报道、网络平台等渠道拓展。但是，教材依然是教师授课的主要依循。随着课程思政建设向纵深推进。我国教材工作格局正在发生历史性变化。如何让护理学科教材建设紧跟时代潮流，为教师推进课程思政指明方向，助力我国课程思政建设提升质量是后续重要的研究方向。

（二）思政元素的分类

思政元素是指能滋养学生健康成长的德育元素或正能量。目前研究者主要从护理教学中挖掘出家国情怀、职业素养、科研精神三大思政元素。

1. 家国情怀

家国情怀要素包括民族精神、"四个自信"、以民为本、大爱无疆、社会主义核心价值观等，有的研究者在讲述血液净化治疗的护理章节时，提及血液透析患者经济负担的现实问题，向学生拓展国家血液透析惠民政策、医疗救助制度等知识，不仅使学生坚定对社会主义道路的信仰，还鼓励学生要帮助患者获取更好救治、维护自身权益。孟子曰："人

有恒言，皆曰'天下国家'；天下之本在国，国之本在家，家之本在身。"通过融入家国情怀的教育，让学生明白自己作为新时代青年、未来的护理工作者，应该肩负的责任与使命，不负韶华。

2. 职业素养

职业素养包括职业认同、职业道德、审美素养、法制观念、生命教育、社会责任、慎独精神、安全意识、医学伦理、良好的沟通能力、扎实的专业水平等。研究者运用南丁格尔奖章获得者的先进事迹，激发学生为护理事业献身的高尚情怀，增进职业认同。在讲授医院感染防控时，可以将操作审美和形象审美融入无菌技术中，增强学生对护理专业的美感，使其内化于心、外化于行。还可以运用《医疗事故处理条例》，帮助学生正确理解法律公平正义，培养学生的法制观念。讲解 HIV 结构特点时，教师通过基因编辑热点事件，对学生进行生命教育和医学伦理教育，警示学生要敬畏生命、善待生命。介绍镇痛药吗啡作用时，教师引导学生积极参与普及远离毒品的健康教育，树立护士维护人民健康的社会形象。

临床护士的职业素养关系患者的照护质量和结局。教师运用"护士术后发现纱布缺失，坚持核对寻找""机械通气患者出现情绪低落、精神错乱，护士努力理解、体恤、交流、回应、满足"等案例，让学生理解职业中的慎独精神和爱伤观念。通过列举"护士忘解止血带导致婴儿手臂截肢""护生取错血液标本造成严重后果""护士病情观察不谨慎致患者休克"等不良事件，强调护士应加强专业技能训练和强化患者安全意识，谨记"健康所系，性命相托"的誓言。当遇到癌症老人想要安乐死等情况，则充分考验护士的专业知识、沟通技能、伦理道德等职业素养。注重职业素养的培育，有利于提高护士职业胜任能力，树立为全人类健康服务的人生观、世界观和价值观，对于我国医疗卫生事业的发展具有重要意义。

3. 科研精神

科研精神包括探索精神、评判性思维、严谨求真、实践精神、诚信教育、功利观、奉献精神、团队精神、创新精神、辩证唯物主义哲学观等。教师在讲授生命体征的观察和护理时，让学生探讨不同体位引发的血压变化，培养学生的评判性思维和从实践中探索求知的精神。也有通过科学家的事迹引导学生发扬不畏困难、求真求实的科学精神，比如引出心电图之父（爱因托芬）以及中国心电图第一人（黄宛教授）的故事。列举艾滋病病毒发现"优先权之争"事件教导学生恪守学术诚信和自律，正确处理科研活动中的利益冲突，理解科学研究的严谨、奉献、团队精神。在护理科研课程中通过引用政策文件、时事政治，强调科研创新对国家发展、民族振兴的重要性，并让学生明白大道于心、匠心于品的深刻哲理，引导学生牢固树立正确的科技价值观。当前，我国护理科研事业发展任重而道远，教育者需引导学生积极参与科研工作。综上所述，护理学科蕴含丰富的思政元素，学生家国情怀、职业素养、科研精神的养成对于自身发展、学科发展以及社会发展起着不可或缺的作用，需要护理教育者不断深入挖掘思政元素并融入教学，在潜移默化中达到育人要求。

三、思政元素的融入护理教学的实践路径

传统的灌输式教学缺少亲和力和生动性，只能传递知识信息，难以引起学生情感共鸣，不利于发挥思政教育的价值引领作用。研究者在理论与实践的教学中探索多元化教学方式，包括案例教学法、叙事教学法、丰富第二课堂、拓展第三课堂等，通过巧妙融合、艺术实施，实现春风化雨、润物无声的教学效果。

（一）案例教学法

护理课程普遍运用案例教学法，将时事热点、临床实例、先进事迹等融入思政教学中。运用"普外科护士在火车上为紧急情况的孕妇接生，但婴儿未能存活"的社会热点事件，引导学生用 4 个过错责任构成要素逐步分析，得出了该护士无须承担法律责任的结论。此过程不仅达成了学习目标，也帮助学生树立见义勇为、医者仁心的价值观。讲授心理评估与干预时，针对学生职业道德、职业要求认识不足的教学痛点，在课堂上展开乳腺癌患者术前心理评估与干预的案例演练，使学生能够在对患者进行心理护理时，遵守职业道德及规范，重视对患者的人文关怀。利用案例能够代替空泛的说教，结合多种教学方法能够最大程度发挥案例的价值，值得研究者进行深入探讨。

（二）叙事教学法

有研究者引入叙事教学法，运用艺术、电影、文学作品、讲故事、书写反思日记及与患者沟通等方式进行德识双馨的教育引导。研究表明，叙事教育能够增强学生的共情能力、沟通能力、情感意识。研究者在养老护理专业课程中向学生分享老年人的家庭故事，并且多次用西晋诗人李密《陈情表》中的感人诗句对学生进行感性教育，从而增进与老年人之间的感情和同理心。另有研究者在讲授精神科护理技能章节时选取电影《飞跃疯人院》的故事情节，并以小组形式对电影中的护理活动和护患关系展开讨论、分享感悟，引发学生对人性的思考，在交流中碰撞出思维的火花，激起学生对专业学习的热忱。相较于案例教学以案例为基础，叙事教育以故事为依托，具有生动丰富的情节，更容易激发学生的情感共鸣，有助于培养学生人文关怀能力。

（三）丰富第二课堂

教师充分发挥第二课堂校园文化活动的育人作用，通过开展系列讲座、知识竞赛、抗疫故事分享会、职业生涯规划大赛、申报课题等形式来延伸和内化知识。丰富的第二课堂，使思政教育不局限于教室，进一步提高了学生的学习兴趣。

（四）拓展第三课堂

第三课堂，即校外资源，包括社会实践以及在医院的见习、实习等。其中，临床实习

是护理人才培养体系的重要环节。有研究者通过床边教学查房体现护理人文关怀的"情境性"，使护生能够在真实情境下应用移情的方法与患者进行有效沟通，提升护生的人文素养。另有研究者运用四环五步教学法在临床科室带教，以预习—探究—练习的教学模式激发护生学习的主动性和创造性；以双向反思让课程思政成为临床带教中的自觉行为，激发护生对所学专业的认同感。在临床实习中开展课程思政是发挥思政价值引领作用的重要路径，但目前相关研究较少，需要护理临床师资进一步关注。

第三章 构建良好的护理专业师生关系

护理教育活动中两个重要的因素是护理专业教师与学生。在此过程中，教师是教学的主导，学生是教学的主体，通过教师与学生的相互交往而建立良好的师生关系。在教学过程中，教师通过与学生的沟通交流，有目的、有计划地引导学生向教育目标所要求的方向发展。因此，研究护理专业教师与学生的特点及相互关系是提高护理教育质量的关键。

第一节 护理专业教师的培养

护理专业教师是护理教育活动的直接组织者和实施者，是完成护理教育任务的基本力量。在整个教学过程中，不仅要向学生传授护理专业知识，还要对学生的道德品质、人生价值观及生活观念进行培养。

一、护理专业教师的角色地位

（一）护理专业教师的地位与价值

教师是人类文明的传播者与创造者，也是新一代的塑造者与培育者。护理专业教师肩负着为国家、社会培养护理专业人才的重任。他们不仅是护理科学的传递者，也是护理科学的创造者；同时还从事护理科学研究，参加临床实践及社会活动，推动护理事业及社会的进步和发展。因此，护理专业教师的劳动价值主要体现在社会发展和教育活动中。

1. 在社会发展中的价值

（1）护理专业人才的培养者

护理专业教师通过专业知识和实践技能的传授来培养学生的劳动能力，因而护理教育对社会的经济发展有着直接的影响。护理专业教师起到了将知识形态的生产力转化为护理专业学生的智力和生产力的作用，培养和训练学生的护理能力服务于社会，间接参加物质财富的生产，是社会发展的重要因素。通过传播和创造护理专业科学知识，培养高级护理专业人才，促进社会经济文化的发展和科技生产力水平的提高，进而促进社会的整体进步。

（2）社会发展的推动力

当今社会正处于知识爆炸性增长、信息瞬息万变、竞争日益激烈的时代，社会主义现代化建设需要各行各业高素质的专业人才，这些人才培养的重任就落在了教师的肩上。护理专业教师在培养高级护理人才的同时，还担负着传承、创造护理科学文化的历史使命。没有护理专业教师的劳动，就没有护理专业的发展，没有社会的精神与物质文明，也就没有人类科学健康的生活。但是护理专业教师劳动价值的显现有明显的滞后性和隐含性，随着护理教育在社会经济发展中功能的显现，护理专业教师的价值也逐渐被更多的人所认识。

2. 在教育活动中的价值

（1）知识的传播者

教师有目的、有计划地把千百年来人类所积累的科学文化知识和实践经验，通过启发的方式将学生引入学科领域中，使其掌握专业知识和实践技能，启迪学生的智慧，培养学生的能力。护理专业教师是护理专业知识与经验的传授者，从教学内容的选择、教学方案的设计、教学方法的使用，到教学实验的操作、临床实习的安排、毕业论文的指导，都离不开教师。他们对人类长期所积累的卫生保健及护理的知识精华经过内化、加工及整理，选择性地传授给学生，使其适应临床及现实社会的实践活动，从而实现学生的社会价值，促进社会的延续和发展。

（2）学生身心发展的引路者

护理专业大学生正处于身心发展的关键时期，教师通过自己的科学性劳动，帮助学生构建合理的认知结构，最大限度地开发学生的心智潜能。按照社会的要求，用自己高尚的情操、品德、人格，陶冶学生的心灵，塑造学生的行为。在护理教育活动中，护理专业教师的言行、思想观念及价值取向也会示范性地引导及感染学生，对学生的人格及思想品德的形成起着潜移默化的作用。可以说，教师的劳动推动着个体精神世界的升华和人类社会精神文明的进步。

（3）科学研究的生力军

护理科学研究是教学不竭的"源"。教师通过科学研究工作，不仅能深入地掌握和拓展自己所授专业的知识，解决教学上存在的诸多问题，而且可以将教学不断地推向更高的水平，从而提高教学质量，提升教师的学术水平。护理专业教师在自己开展科学研究的基础上，还要将科研的思维和方法传授给学生，从而启迪学生的科研思维，培养他们的科研意识和能力。

（二）护理专业教师劳动的特点

1. 劳动的复杂性

（1）教学对象具有主动性、多样性

护理专业教师的劳动对象是具有各种独特品质的社会人。影响学生成长的因素是多种多样的，除了学校、教师、班级环境等因素外，还有各种社会环境的因素。由于先天的遗传素质、个性心理、社会环境、家庭氛围以及后天教育的差异，学生们有着不同的经历、兴趣、爱好，不同的禀赋、能力、意志，不同的气质、性格、情感，不同的思想、行为，使其发展具有不同的水平和特点，要求教师根据每个学生的特点将社会的需要及知识准则转化为每个学生的认识及自觉行动。此外，教师的劳动对象还具有主观能动性，他们能主动地参与教学过程，制约着教师劳动。学生以其各自不同的反应方式深刻地影响着教师劳动的效果。教师劳动不是一个单向灌输的过程，而是一个双向运动的过程。

（2）教学内容的专业性

一个教师必须有深厚扎实的知识基础，才能保证教学内容的科学性和正确性。教师的劳动过程是一种以知识信息的传递和转化为主要形式的过程，是一种综合应用、消化、传递、发现知识和技能的复杂的脑力劳动。而对于护理专业教师而言，不仅需要教师具有较高的理论水平，而且要有良好的护理实践技能。教学不是单纯地进行知识的传播，而是科学与艺术、情感与技巧的完美统一。

（3）教学情境的复杂性

护理专业是实践性很强的一门学科，因此不仅应注重理论教学，而且应注重临床教学；护理专业教学不仅需要在课堂上进行，而且需要在各种实践基地（如医院、社区、家庭等）中进行。这种教学环境的复杂性、教学场所的广泛性，无疑增加了护理专业教师劳动的繁重性。

2. 劳动的繁重性

（1）教师的劳动任务具有多样性

教师劳动的根本任务是教书育人，促进每一个学生身心的各方面得到和谐统一的发展。这就是说，既要教书，又要育人；既要传授知识，又要发展智力；既要使培养出来的学生在将来能承受社会生产力的发展所提出的要求，又要能承受现在的社会关系，以适应社会生活。这都体现了教师劳动任务的复杂性和艰巨性，需耗费教师大量的心血和精力。

（2）劳动空间的广泛性和时间的无限性

人发展的无限性向教师提出无限量的时间要求。在时间上，教师劳动没有上下班的严格界限；在空间上，教师劳动地点没有明确的校内、校外划分，只要有学生的地方，就是教师劳动的场所。校内、校外、班上、班下都可以成为教师劳动的空间。

3. 劳动的创造性

教师劳动是一个创造性的培养人才的过程，其本质不是模仿而是创造，这种创造性体现在以下几方面：

（1）因材施教进行有区别的教学

学生的身心发展各具特点，尤其在个性发展方面有他们各自的兴趣、爱好、禀赋和能力。教师既要用统一的培养目标去塑造学生，又要注意学生的个体差异和个性特点，因人、因时、因地而宜有选择地实施教育活动，这种选择、实施的过程就是一个非常灵活的创造过程。

（2）创造性地组织加工教学内容

要使教学内容为学生所掌握，教师就要对教学内容进行分析、综合、恰当取舍并进行合理的组织，使之既能符合当代科学和文化艺术的发展水平，又符合学生的年龄特征、认知发展水平和学习特点，并考虑如何开启学生的智慧，从而巧妙地设计问题和情境。这个过程就如同导演对剧本的再创造一样，是一次创造性劳动和艺术加工的过程。

（3）灵活运用教育机智

教育机智是一种对突发性教育情景做出迅速、恰当处理的随机应变能力。教育工作不是千篇一律，教育条件不可能毫无差异地重复出现。因此，在复杂的教育教学过程中常会出现一些事先预料不到的情况，这就要求教师具有高度的教育机智，善于把突发事件转化为教育的契机，创设新的情境把教育活动引向深入，使教育活动更加生动活泼。

4. 劳动的长期性和效果的滞后性

（1）人的身心发展特点决定教师劳动的长期性

"十年树木，百年树人"，人才的成长不是在短时间内完成的，无论是知识水平的提高，还是能力的发展、思想品德的形成，都需要一个长期反复的过程，这就决定了教师劳动过程的长期性。另外，通过教师的劳动，把教育对象培养成社会所需要的高级护理人才，需要较长的周期，见效慢。

（2）教育规律决定教育劳动效果的滞后性

教育规律表明，教育劳动的效果不是立竿见影的，它需要一个积累的过程。护理专业教师的教学效果以护理能力这种潜在的形态存在学生之中，往往要等到学生进入临床并为社会做出贡献之后才能最终体现出来。另外，由于教师劳动的长期性决定教师劳动不仅要从当前社会需要出发，而且应从一个周期劳动结束时社会需要出发考虑。教师的劳动总是指向未来。

5. 劳动的示范性和感染性

（1）教师教育活动的示范性

教育是培养人的活动，这一本质特点决定教师劳动必须带有强烈的示范性。教师劳动与其他劳动的最大不同点，就在于教师主要是用自己的思想、学识和言行，通过示范方式去直接影响劳动对象的。

护理专业教师劳动的示范性几乎表现在教育活动的每个方面，从知识的传授到思想品德教育，从课堂教学到日常生活，教师的一言一行都有可能对学生产生难以估量的影响，这就要求护理专业教师以身作则、为人师表，要时时处处做学生的表率。

（2）教师教育活动的感染性

教师在引导学生认识客观世界的同时，自己也作为世界的一个重要组成部分出现在学生面前，参与学生的认识过程。教师的思想观念、行为举止、风度仪表及为人处事的态度都是学生最直观的榜样。因此要想取得好的教育教学效果，就要用真挚的感情和优良的个性品质去打动学生心灵，要善于理解学生、关心学生及启迪学生。

（三）护理专业教师的角色功能

"角色"是一个人在多层面、多方位的人际关系中的身份和地位，是一个人在某种特定场合下的义务、权利和行为准则。社会要求每个人必须履行自己的角色功能。与其他职业相比，教师的职业角色非常丰富，美国教育学家雷道（F. Redl）及华特保瑞（W. Watenbcry）认为教师的角色有十种：社会代表、知识的源泉、裁判者或审查者、辅导者、学生行为的侦察者、认同的对象、父母的替身、团体领导者、朋友、情感发泄的对象。

根据国内外教育学家对教师角色的理解，现将教师角色概括如下：

1. 教育者

护理专业教师在具有合理的知识结构及一定数量的文化知识的基础上，以人才培养目标为纲，以教材为依据，运用恰当的教学方法向学生传授护理知识与技能，这是教师传统的、基本的角色。在教学过程中，帮助学生形成正确积极的人生观、专业价值观以及健康的心理，培养良好的个性品质。

2. 学习者

护理专业教师作为学生知识的导航者，必须具有精深的护理专业知识修养及广博的人文和社会科学知识，并根据社会需要不断地更新、完善自己的知识结构，这充分体现了教师是学习者的角色。教师本身作为教育者，还要将教学中的探索与经验教训进行总结，上升为教育教学理论，成为护理教育专家。

3. 研究者

护理专业教师既是教育教学工作者，又是科学研究者。随着现代社会科学技术的高速发展，人类已经步入了信息时代。在这个知识爆炸、信息瞬息万变的社会中，护理专业教师要以一种变化发展的态度来研究自己的劳动对象、教学内容和进行各种教育教学活动，不断学习新理论、新知识、新技术，不断反思自己的实践和经验，以使自己的教育教学工作适应社会发展的趋势。护理专业教师通过科学研究，不断提高自己的学术水平，促进教学水平和教学质量的提高，促进护理教育的发展。

4. 示范者

护理专业的学生大部分正处于世界观、人生观、价值观的形成阶段，他们具有向师性的特点。在教学过程中，教师讲课及进行护理操作时的每一个细节，都会对学生产生示范作用。因此，教师的示范作用是一种无声而强有力的教育力量，对学生起到潜移默化的作用。"为人师表"就说明了教师应该是学生学习的榜样和楷模。

5. 沟通者

在护理教育教学过程中，教师要与学生、家长、临床人员、社会等多方面进行沟通，建立群体和谐的人际关系，营造良好的工作氛围。此外，在教学过程中，教师还应以平等的身份、和蔼的态度与学生进行讨论和交流，以利于学生的身心发展。

6. 管理者

护理专业教师是学校护理教育教学工作的组织者和管理者，包括确定目标、建立各种教学规章制度、协调人际关系等，并对护理教育教学工作进行调控、检查和评价，维护正常的教学秩序。建立教师的威信，将尊重学生与严格要求相结合，指导学生参与各种教学活动。

二、护理学专业教师的专业素养

教师专业素养是指从事教育教学工作所必须具备的特质。护理教师专业素养是护理学专业对护理教师的整体要求。护理学专业教师的专业素养包括职业道德、专业知识、专业技能、心理品质等方面。其中专业知识与专业技能组成了护理教师的智能结构。

（一）职业道德

教师的职业道德是指教师作为从事教学工作的脑力劳动者在教学实践中应遵循的道德规范，简称"师德"。教师职业道德对形成教师的职业理想和职业心理起着重要作用。护理学专业教师的职业道德是护理学专业教师从事护理教育工作时应当遵守的行为准则和规范，既与社会主义道德规范保持一致，又具有与护理教育专业相联系的特点。教师的职业道德建设不只是制订规范和准则，还要求教师将规范和准则内化为自身的一部分，成为从事护理教学的准则，以身作则。护理学专业教师高尚的职业道德主要包括以下几个方面。

1. 对待护理教育事业的道德

忠诚于护理教育事业，既是一个道德信念，也是护理学专业教师最崇高的美德。它是以坚定的共产主义理想、乐观的人生态度和高度的社会责任感为基础，并成为实现其他道德准则的前提。主要包括以下几个方面。

（1）热爱护理教育事业

热爱护理教育事业是护理专业教师热爱祖国、热爱人民的集中表现和实际行动。它既是护理学专业教师整体崇高声誉的重要标志，又是每个护理学专业教师做好护理教育工作的动力。

（2）不计得失，富于自我牺牲精神

教师工作是非常细致、艰巨和复杂的，教师所付出的劳动是任何量化的手段和指标都无法衡量的。而教师劳动效果的滞后性又决定了护理学专业教师的劳动不易被人们充分理解。护理学专业教师在劳动中倾注了他们的全部精力和心血，但所得报酬却可能低于他们的付出。这就要求护理学专业教师具备不计得失、勇于献身及乐于奉献的精神。这种精神表现为：教师要尽可能淡化功利思想，不斤斤计较物质享受，不迷恋世俗浮华，不对个人利益患得患失，一切以育人为上，全心全意，把知识、智慧、爱心、时间奉献给每一个学生。

（3）高度的责任感、强烈的事业心

高度的责任感是护理学专业教师做好护理教育工作的强大动力。护理学专业教师的责任感在于自觉地把培养高质量的护理人才作为自己神圣的天职，兢兢业业、勤勤恳恳，把自己的一切献给自己所从事的护理教育事业。强烈的事业心就是坚信自己从事的护理教育事业是崇高的事业，并决心在护理教育工作中，为党和人民作出更大的成绩和贡献，不断进取、勇于开拓，推动护理教育事业不断前行。

2. 对待学生的道德

对待学生的道德与教师的职业道德最为密切。"教师"是相对于"学生"而言的，教师职业道德的特质就是对学生的道德。热爱学生是护理学专业教师职业道德的核心，是护理学专业教师最崇高的道德感情，是护理学专业教师处理师生关系的行为准则。

（1）尊重学生，信任学生

尊重学生包括三个方面的含义。第一，要尊重学生的"人"性。教师要意识到学生具备人所必需的自尊、需要及应有的权利，因此要科学平等地对待学生。第二，要尊重学生的发展规律。学生是教学的根本，因此，各项教学活动应适应学生的身心发展水平，要从学生利益出发。第三，尊重学生作为人的主观能动性。教师不应独断和专权，而应给学生心灵的自由，给予其个性发展的空间。

尊重学生就是要信任学生，信任也是一种教育力量，它能够唤起学生的自信心和对美好前途的追求。要相信每一个学生经过教育都是能够进步的。对犯错误的学生要给予充分的理解、信任并引导其改正错误。

（2）对学生公正、严格

教师公正是指教师在从教生涯中表现出的正大光明、质朴和公道的品质。对学生严格要求，负责到底，也是一种高尚的职业道德。护理教师既要对学生一视同仁、公正平等，又要严格负责。当然，严格要求并不是越严越好，而应严而有度，严而有理，严而有方，严而有情。

3. 对待自己的道德

（1）以身作则，为人师表

教师的职业特殊性在于育人，教师劳动的示范性表明，教师的行为举止会对学生产生潜移默化的影响。教师可以借助这一特点，不仅要用自己的知识、技能教人，还要用自己的品格陶冶人，用自己的模范行为去影响人。这种表率作用是任何其他教育因素都无法代替的。因此，护理学专业教师要时时处处严格要求自己，在品德修养、学识才能、言行举止、作风仪表、道德情操、生活方式等各方面"以身立教"，成为学生的表率。

（2）学而不厌，努力进取

教学不仅仅是简单地传授知识，更是一种创造性劳动。当代科学技术飞速发展，新学科领域不断开拓，知识更新速度加快，学科间知识交叉融合，这就促使护理学专业教师必须努力学习，刻苦钻研，不断进取。此外，教育不仅是一门科学，而且是一种艺术，需要教师通晓教育理论，懂得教育规律，掌握教育技巧，不断提高自己的教学能力和教学水平。

（二）能力素养

1. 教学能力

教学是教师的主要任务。教师将各种护理知识以信息的形式传输给学生，从而转化为学生的知识和能力。教师的教学能力不仅能促进学生对知识的理解，而且能激发学生的求知欲望和兴趣。对教师而言，教学能力主要包括教学组织能力和教学监控能力。教学组织能力主要体现在教学准备阶段和实施阶段，教科书中包含的信息是一种贮存状态，要根据学生的思维特点和接受能力、学生的知识水平和年龄特点，对贮存状态的信息进行科学的组织加工，运用恰当的教学方法进行知识的传授。

2. 沟通能力

教学是一个双向过程——教师的教，学生的学。教学效果的好坏以及教学活动中存在的问题，都需要教师和学生的沟通才能发现，良好的沟通能力，有助于教师了解学生对教学内容的掌握情况，有利于教学质量的评价。护理专业教师应善于与其他教师、学生家长、教学医院和社区保健等部门进行沟通、联系，协调各方面的教育影响，并取得他们对护理教学、临床见习和实习工作的支持与配合。

（三）文化素养

1. 系统全面的医学基础知识和护理专业知识

护理专业教师应对所教学科的知识结构能全面的掌控，对本学科的理论体系的逻辑起点和演绎归纳的脉络有明晰的认识，才能融会贯通地进行知识传授，才可能满足学生对知识的渴求。

医学基础知识是培养护理专业人才的基础，护理专业知识是培养护理专业人才的主体部分。故护理专业教师不仅要掌握医学基础知识，如人体解剖学、生理学、病理学、药理学等，而且还要掌握护理专业知识，包括基础护理、临床护理、护理技能、社区护理、护理研究等。护理专业教师还要熟悉本学科发展的历史、现状、最新研究成果和未来发展趋势，以及与邻近学科的关系。教师的专业知识造诣深厚，才能有效地传授知识，达到良好的教学效果，同时开拓学生的视野。

2. 丰富的教育及心理科学知识

教育科学与心理科学知识是护理专业教师传授知识所必需的，要使医学基础知识、护理专业知识及技能内化为学生个体的智慧，应按照教育科学和心理科学所揭示的教育规律和学生身心发展规律，指导自己的教学实践，使教育、教学真正有效地引导学生，促进学生各种潜能的充分发展。

3. 广博的人文科学知识

当代科学技术正朝着纵向分支和横向综合化的方向发展，知识一体化的趋势正在不断增强，教师必须顺应这一趋势。故护理专业教师应具备"T"型知识结构，即由支柱作用的纵向知识（医学基础理论知识、护理专业理论与技术）和起基础作用的横向知识（人文科学、社会科学等）构成。广博的人文科学知识有利于开拓护理专业教师的视野，还有利于教师在教学过程中将各类知识融会贯通，从而激发学生学习的积极性，满足学生的求知欲。

（四）人格特质

1. 正确的人生观和价值观

护理专业教师应坚决拥护中国共产党的领导，坚持社会主义道路，坚持四项基本原则，坚决贯彻执行党的教育方针、政策，忠诚党的教育事业，为实现社会主义教育现代化贡献力量。热爱护理教育事业，明确护理教育的真正意义，树立育人为本教育价值观。把培养护理人才同个人人生价值的实现紧密结合起来，并在正确的教育价值观指导下，端正教育思想，以实际行动忠于自己的职业理想以及促进护理教育事业的发展。

2. 科学的育人观

护理专业教师要牢固树立以人为本、促进学生全面发展的科学理念，并结合教育的基本规律及学生的个性特征和身心发展规律，运用有效的教育方法和方式，促进学生身体、心理、能力和素质的全面发展。科学的育人观要求教师做到以下几点：①实事求是，坚持真理；②具有高度的责任心；③具有示范性和感染力；④具有奉献和服务精神；⑤正确评价教学效果。

3. 正确的学生观

学生观是教师对学生的权利、地位及其发展规律和年龄特点的认识。首先，护理专业教师要尊重学生，尊重学生的人格、自尊心和正当的兴趣爱好。其次，护理专业教师要善于发现和了解学生的各种困难、需要和情感反应，能敏锐地捕捉非语言线索，判断学生的内心体验、疑难所在及情绪状态。再次，护理专业教师应公平对待每个学生，对学生的关心，不以感情亲疏、个人好恶和学生品德优劣情况而转移。最后，建立民主、平等、亲密的师生关系，真正成为学生的良师益友，促进学生的健康成长。

三、护理专业教师的专业化发展及其培养

护理学教师专业化发展是指教师作为护理学专业人员，通过合格的专业训练和自身的

自主学可在专业思想、专业知识、专业能力等方面不断发展和完善的过程，即从护理学专业新教师到专家型教师的过程。

教师的专业化发展的主要内容包括三个层次：①知识层次：教师作为一种职业，必须具备本专业的基本知识；②能力层次：教师专业化发展的程度就是教师的教育教学实践能力提高的过程；③情感层次：包括职业伦理与思想道德的范畴，是教师专业化发展的重要方面。护理学教师专业化发展是护理教师在专业生涯过程中其内在专业结构不断丰富和完善的过程，是新形势下护理学专业教师工作的客观要求和发展趋势。

（一）护理专业教师专业化培养的原则

1. 科学性和思想性相结合的原则

对护理专业教师的培养，必须重视政治思想教育，提高职业道德水平，使教师树立科学的世界观、人生观和价值观，具有高尚的职业道德，热爱护理教育事业，成为具有坚定的共产主义信念和无私奉献精神、德才兼备的人才。

2. 普遍提高和重点培养相结合的原则

我国高等护理教育起步较晚，使得护理教育师资队伍参差不齐，素质各异，故师资培养要因人而异。首先，为了提高所有教师的学术水平、教学能力，必须对他们进行普遍培养，提高教学基本功和教学能力。其次，对于优秀的、能力较强的教师进行重点培养，一方面提高其学历层次；另一方面为其提供出国深造的机会，加强与国外的合作与交流，学习新理论、新技术，从而带动整个护理学科前进，有利于护理专业教师队伍的普遍提高。

3. 教学和临床相结合的原则

护理学是一门实践性很强的学科。护理专业教师不仅要教授学生专业理论知识和护理操作技术，而且更重要的是将学生所学的理论知识、操作技术转化为临床实践技能，解决患者的健康问题，这不但关系学生未来的职业生涯，更关系着患者的身心健康。随着护理学科的不断发展，许多新理论、新知识、新技术在临床护理实践中不断涌现，护理专业教师必须将理论教学与临床实践紧密结合，避免学校教育与临床护理实践脱节。

4. 全面规划、统筹安排的原则

护理专业教师队伍的建设是一项具有战略意义的长期工作，要根据本单位实际情况和学科发展的趋势，制订师资培养规划。主要有：①在学历结构上，力争以培养博士学历的教师为主导；②在知识结构上，以培养知识创新型教师为核心；③在职务结构上，以培养优秀骨干教师为重点，让其担当教学科研工作，青年教师主要担当教学和学生管理工作。

（二）护理专业教师专业化培养的途径

护理院校要培养高质量人才，关键在于培养建设一支高水平的专业化师资队伍。护理

学专业教师的培养工作主要包括两个方面：一方面是发展高等护理教育，以源源不断地补充新的高学历的师资，使教师队伍的年龄结构、学缘结构及学历结构逐渐趋于合理优化；另一方面则应加强现有师资的培养和提高，使护理学专业教师队伍基本素质和学术水平适应社会发展的需要。对护理学专业教师培养的途径主要有以下几种。

1. 在职培养

这是护理专业教师终身学习的一种普通方法。护理院校可通过具体教学、临床实践及科学研究工作对教师进行有计划、有针对性的培养，以巩固教师专业知识，改善知识结构，不断提高教学水平。

2. 脱产进修

这是护理学发展的推动力。护理院校可根据教师队伍建设规划和学科发展要求，每年选派一些教师到国内院校进行脱产进修学习，可受到不同学校、不同学术观点的影响，开阔视野，活跃思想。有条件的护理院校还可选派一些基础较好的优秀护理专业教师到国外去深造，学习国外先进的护理理论、护理技术及教学方法，使我国护理教育尽快与国际接轨。

3. 临床实践

护理学是一门应用性很强的学科。护理专业教师不仅要有全面系统的理论知识，而且还要有丰富的临床经验，才能实现理论联系实践的教学效果。教师通过参加临床护理实践，可及时了解临床应用的新技术、新疗法，进一步丰富教学内容并对护理工作中存在的薄弱环节给予警示和改进。

4. 自身学习

这是护理专业在职教师提高业务水平的重要途径。未来是一个学习型社会和终身学习的时代，以终身学习的观点，培养自学的态度和习惯。护理专业教师具有一定的自学能力，可以结合自己的专业方向学习相关内容，以使自己在专业知识方面更为博大精深。

5. 参加学术交流会、培训班、研讨班

这是培养护理专业教师很好的途径与方法。现代科学技术和现代医学、护理学的发展日新月异，为了能及时了解国内外护理学科发展的动态，把握学科发展趋势，护理院校应有计划地安排教师参加多种形式的新知识、新技术的培训班和专题讲座。加强同类院校之间的交流与合作，或邀请一些学术水平高、在护理学科或相关学科有造诣的国内外学者来校讲学，以拓宽教师知识面，更新知识结构，更好地胜任护理教育、教学工作。

第二节　护理专业学生的培养

护理学专业的学生是护理教育活动中的受教育者，是教育活动的主体。

一、护理学专业学生的基本属性

护理教育的目的是通过教学过程将受教育者培养成具有良好政治思想素质和职业道德素质，具有坚实的理论知识和专业技能，以及能独立解决护理问题的合格护理学专业人才。护理学专业学生作为受教育者具有以下基本属性。

（一）具有发展潜能

学生的发展是指在遗传、环境和学校教育，以及自我内部矛盾运用的相互作用下身心两方面所发生的质、量、结构方面变化的过程与结果。这种发展不仅是其生理上成熟的过程，更是学生在认知、个性及社会化方面发展的过程。学生作为发展中的人，从开始专业学习到毕业，他们身心都潜藏着各方面发展的可能性，其展现出的各种身心发展特征还处于变化之中，具有极大的可塑性。而且，学生的发展潜能是不可估量的，具有丰富性、隐蔽性、个别差异性和可开发性等特点。因此，应当视这种发展性为教育的资源和财富，加以开发和利用。同时，也应该看到这种发展性所表现出的不完善是正常的，既要对学生严格要求，又要允许其犯错误，并进行及时纠正，这样才能促进学生的进步与发展。

（二）具有发展需要

学生作为发展的人，意味着学生是一个正在成长的人，因此，其发展的需要是多方面的，包括生理和心理的、认知和情感的、道德和审美的、专业和人文的等。护理院校所设定的各层次的培养目标正是基于学生发展需要的多面性。

（三）具有发展的主观能动性

学生的主观能动性是指学生具有主动发展其自身的技能，不是被动的加工对象。在学校专业教育这一特定环境中，学生以学习为主要任务，在教师的指导下通过学习获得身心的发展。在护理学专业教育中，教师不能一味机械地灌输和简单地说教，而应把学生当作教育活动的主体，应该认识到学生不是消极被动地接受教育的人，而是具有主观能动性和不同的身心素质的人，学生的主观能动性具体表现在以下三方面。

1. 独特性

学生的个性存在差异性。在护理教学情境中，不同的学生会表现出不同的认知特点、不同的分析问题及解决问题的方式方法等。即使生活在一个群体中的个体之间都迥然各异，且这种差异是客观的、永恒的。护理教师应采取积极的态度去研究、了解每一个具体学生的特点。应在统一要求的前提下因材施教，使每个学生都得到发展。

2. 选择性

学生在教学过程中具有独立的主人翁意识，有明确的学习目的和自觉积极的学习态度。学生可以根据自身的条件、喜好和能力选择符合自己需求及自己感兴趣的学习内容，选择自己的专业发展方向。

3. 创造性

学生学习的过程并不是简单的复制过程，而是常常以批判与怀疑的态度来接受教育的影响，同时产生自己的思考和创新的过程。因此，在教学中要鼓励学生这种质疑的态度，充分发挥其学习的积极性和创造性。

总之，护理教育者必须充分尊重和调动学生的主观能动性、积极性，培养其创新精神，这样才能培养出适应当代社会需求的高素质护理人才。

二、学生的移情体验

移情就是能设身处地地站在别人的角度，理解和欣赏别人的感情。它是作为一种心理品质，对一个人形成良好的人际关系和道德品质，保持心理健康，乃至走向成功都有着重要的作用。移情体验是利用自己的兴趣去改变自己对世界的认识，从而迸发出实现自己意识和决心的力量体现。

（一）对教师的移情体验

学生自然的向师心理，使他们对教师的关爱有细致入微的感受，而对教师的热爱之情油然而生，并会通过一定的行为方式表现出来。如果教师能自觉地培养学生的向师心理，善于在教育教学中，以广博的知识、崇高的师德，不断发展向师心理，那么它必将成为学生前进的一种巨大的潜在力和推动力。

（二）对学习的移情体验

成绩的优异可以使学生对学习活动本身产生移情体验，凡是与学习活动或学习成绩有关的事情，都能唤起学生积极的感情。只有学生对自己的学习活动有了移情体验，才会推动自己养成良好的学习行为和学习态度，最终达成满意的学习结果，形成学习的良性循环体系。

（三）对学科的移情体验

学生对所学的学科一般会产生浓厚的兴趣及感情，甚至成为"学科迷"或"专业迷"。学生对学科移情的体验，不仅可以丰富其精神世界和学习生活，而且可以缩短学科和生活之间的距离，加深学科思想知识的理解，强化对知识本质规律的把握，在此基础上学习能力将会不断提高，拾级而上。

（四）对人生的移情体验

学生在教师的指导下不断地完善自己的知识、能力、个性及修养，对专业的选择及个人的前途充满信心和憧憬，以积极创造的态度迎接未来的生活。对未来人生的这种移情体验，使学生更加珍惜眼前的学习机会，更加刻苦地学习专业理论、专业知识及专业技能，为将来更好地实现自己的人生价值奠定坚实的基础。

三、护理学专业学生的权利

在教育的法律关系中，学生有别于其他教育主体而享有特定的权利。护理学专业学生的权利是在公民一般权利和学生权利的基础上，根据医学院校教育和学生的特点而规定的护理学专业学生应享有和受到保障的权利。护理学专业学生既有作为普通公民享有的宪法法律所规定的一切公民权，又享有《高等教育法》《普通高等学校学生管理规定》等教育法律法规所规定的专有权利，同时，作为护理学专业的学生，还享有医学生应享有的权利。

（一）人身权

护理学专业学生的年龄基本接近成人，按照我国《宪法》规定，他们享有平等权、人身自由权等，因此医学院校在培养护理学专业人才的过程中，应根据学生的特点，科学安排教育活动，尊重学生自由，尊重学生人格，保护学生隐私，促进学生身心健康。

（二）受教育的权利

根据《教育法》和我国 2005 年 9 月 1 日起执行的《普通高等学校学生管理规定》，护理学专业大学生享有和所有在校大学生相同的权利。

（三）临床实习时的权利

临床实习是护理学专业学生在校学习的重要组成部分，是将理论知识转化为实践能力的必备过程，在护理学专业人才的培养过程中起着举足轻重的作用。在临床实习期间，护理学专业学生应享有以下权利：

1. 知悉实习的安排

学生有权知道实习过程的安排，有权利期望教师引导他们达到目标。教师应该向学生解释实习单位的政策、实习轮转的程序、临床教学方法及评价方法等。

2. 良好的学习环境

实习单位应为学生提供充分的临床实践环境与机会，提供必要的学习材料与学习活动等。

3. 有权选择带教教师

临床实习也属于护理的教学过程，学生在临床实习过程中有权利选择合格的带教教师来指导。

4. 有权拒绝执行某些操作

对教师要求其执行，但自己在实习中未曾学习过或自认为尚不熟练的技能，有权利拒绝执行。

5. 有权询问评价结果

为确保自己在临床实习期间获得客观、公正的评价，学生有权了解教师对自己实习表现的评价结果及评价依据，同时学生也须尊重教师对他们所作出的专业性评价。

四、护理学专业学生素质的培养途径与方法

（一）更新教育观念，合理安排课程设置

课程是人才培养最具体的形式，为培养社会发展所需的高素质护理人才，可以将素质教育的重要内容融入课程设置中。在课程设置时需注意：①加强专业学科课程，相应减少公共课程的课时，以突显护理的专业特点；②整合主干课程，规范选修课程，在知识教育的基础上注重学生素质的培养；③开设新型课程，改革教学方法，探索和研究适合学生专业发展的教学手段与方法；④课程小型化，形式多样化，引进"微课""慕课"等教学形式，实现课程选择自主化和知识资源公平化。

（二）加强人文教育，提高学生人文素质

构建"人文素养教育"的护理专业人才培养模式，明确护理的本质，树立人文意识，强化"以病人为中心"的护理服务理念，充分认识到人文护理在护理工作中的重要地位。培养良好的人文素质是一个潜移默化、循序渐进的过程，而非阶段性或跳跃式完成的。可以通过加大人文社会学科的课程比例，采用角色扮演等教学方法，将人文教育融入专业教育全过程。此外，护理教师在教学中的示范作用也是一种人文教育，教师要以身作则，提高自己的人文修养，将人文关怀渗透到每一次与学生的接触中。如在讲授"护理美学"时，教师的姿态、语言、行为都会对学生产生潜移默化的影响。同时，教学中还要重视人文社科知识及沟通技巧等实践体验及人文精神的塑造，加快人文素质的内在转化。

（三）开展德育教育，提高学生思想素质

思想素质是培养学生的根本。思想是行动的先驱，是一切行为的动力。良好的思想是促成良好行为的必要条件。护理学生只有树立热爱祖国、热爱人民、热爱护理事业的正确思想，才能树立正确的职业道德，才能对护理工作尽职尽责。但是，德育教育并不是简单的知识教育，而更应该体现在政治思想教育的渗透上。护理教师可以开展多形式的教学实践活动，寓德于教。此外，护理教师还应做好榜样的作用，注重潜移默化的影响。

五、学生学业评价

（一）学业评价的依据与要求

1. 围绕教学目标

护理教学目标是学生学业评价的主要依据。首先各护理院校根据护理学专业的培养目

标制订课程计划，继而针对每门课程需要学生达到怎样的目标制订课程标准，所以护理学专业的培养目标和课程标准是学生学业评价的主要依据。

然而，课程标准比较抽象，必须将其具体化、可测量，而课堂教学目标就是教育目的、教学目标和课程目标的具体化，是每次教学活动预期达到的结果，也是教师完成教学任务所要达到的要求和标准。因而，学生学业评价要紧紧围绕课堂的教学目标，通过试题或其他指标的形式作出评价。

2. 职业导向性

将学业评价与护理执业资格考试相联系，使学业评价更具有职业导向性和实效性。与护理职业技能和职业素质要求相结合。在评价中突出"能力"目标，以学生为主体，激发学生的求知欲，注重培养学生的创新精神和实践能力，促进学生全面的发展，评价要贯穿整个教学的始终，从而使学生不断认识自己，完善自己。

3. 评价内容的多面性

除考核基本理论知识和技能的理解与掌握之外，也要侧重考核学生职业能力，同时还应注重评价学生的职业素养、合作精神、探究能力与反思能力等。如对学生基础知识和理论方面的评价，可采用笔试的方法；对技能领域方面的评价，可运用操作考核、观察等方法；对学生职业素养、情感态度方面的评价，可运用问卷、访谈等方法。

4. 评价类型的多样性

根据评价目的选择不同的评价类型，可运用绝对评价与相对评价相结合，他人评价与自我评价相结合，过程评价与结果评价相结合，知识评价与能力态度评价相结合等多种评价类型。

（二）学业评价的方法

1. 考核法

考核法是学生学业评价的主要方法。考核法是以某种形式提出问题，由学生用文字（笔试）或语言（口试）予以解答，并以此进行质量判断。由于考核法能按照评价目的有计划地进行预定的测量，故其针对性强，应用较为普遍。在高等护理院校，考核法一般又分为考查、考试和答辩三种形式。

（1）考查

一般是属于定性的方法。对于无法定量考核和不必定量考核的课程，往往采用考查的方式，如附属于理论的实验、实习和选修等。形式有课堂提问、作业、实验报告等，有时也采取试卷的形式来考查。常用及格或不及格、通过或不通过来表示。

（2）考试

考试是护理院校学生学业评价的主要考核形式，对学生的学习效果做定量分析，一般采用百分制评定成绩。考试又可分为笔试、口试及操作考试等，可根据考核的目标和内容选择不同的考试形式。

笔试：将事先编制好的试题印制成试卷，学生按照规定的要求在试卷上笔答，教师根据评分标准统一判卷评分。根据答卷的要求，笔试分闭卷考试和开卷考试两种。

口试：通过师生对话的方式，对学生学业成绩进行考核的一种方法。教师事先拟定好题目，由学生抽签后稍作准备。一般主考教师先提出问题，学生针对问题做出系统的回答，随后主考教师根据考生答题的情况，给予评分。此法适用于少数理论性较强，重在培养学生语言表达能力和逻辑思维能力的课程考核。口试的缺点：①只能逐个对考生进行考核，不能同时考核考生群体，费时、效率低；②每个考生的考题不同，评价标准难以保持一致，并易受主考教师个人偏好的影响，考试信度较差；③考生面对主考教师往往精神紧张，影响思考过程，难以发挥原有水平。

操作考核：通过学生实际操作而进行的一种考试方法。此法适用于实践性较强的课程，如"护理学基础"的实践性考试，考查学生掌握操作技术和理论联系实际的能力。

（3）答辩

不同于一般考核中的回答问题，而是要求学生具备一定的学术研究和探讨能力，从不同的角度阐述自己的学术观点，就教师的提问和质疑为自己的学术论点辩护。一般学生先在导师的指导下进行科学研究并撰写学术论文，然后申请答辩。学位论文答辩一般由学位委员会专家教授主持，组建的答辩委员会具体实施。答辩人先简明扼要的介绍研究的背景和意义及论文的主要内容，然后答辩委员会委员根据本研究提出问题，由答辩人一一回答。最后学位委员会根据答辩评语、参考指导教师评语，进行讨论，采用表决方式通过。

2. 访谈法

访谈法是向评价对象或调查对象直接提问，了解情况，获得相关信息的方法。其获得的信息是被调查者自己陈述的，一般可作为定性分析。访谈法有双向交流、互相沟通的特点。它与问卷法都属于调查的基本方法，但更适用于调查对象较少的场合。按访谈的人数多少，访谈可分为个别访谈和群体访谈。两者各有所长，个别访谈可减少顾虑，能畅所欲言，谈得比较深入；群体访谈（开座谈会等）则利于互相启发、补充和核实。座谈会的人数不宜过多，以 6 ～ 12 人为宜，一般应提前将座谈的主题告诉与会者，以便做好准备，提高访谈效果。

首先，要确定访谈的对象。访谈对象应是知情者，能提供评价信息。选择时，要点面结合，既有典型性，又有代表性，以便获取全面、完整的信息。其次，要确定访谈的内容，要围绕评价的中心，拟定访谈提纲、访谈表格和工作细则。访谈的内容主要包括：事实和实情，被访者的意见、看法和建议及被访者的个人情况和具体特征等。要编排好访谈的问题，由简易到复杂，由有兴趣到核心本质，最后涉及较为敏感的问题；访谈人员要善于控制访谈的过程，具备访谈技巧，善于协调人际关系，消除访谈对象的各种疑虑，建立和谐融洽的访谈情境；一般采用现场速记记录访谈内容，并突出重点，尽可能保持访谈的原貌。有时，在访谈对象同意的情况下，可采用录音再整理的方式。

访谈法的优点：可以双向交流。

访谈法的缺点：对访谈者的要求较高；访谈结果的处理和分析也比较复杂。

3. 自陈法

自陈法是学生对自己的学业成绩进行自我评价的方法，即自我鉴定。此方法作为学生自我调整学习计划的手段，易收到良好的成效，但要防止出现误差。一般来说，自我评价多有偏高的倾向，故需与他人评价相结合，以弥补自我评价的不足。

（三）试题的类型与编制

1. 试题的类型

按应答的方式及判分手段的性质分类，试题可以分为主观性试题和客观性试题两大类。而每一类型的试题又包括各种不同形式的题目。

（1）主观性试题

让学生根据自己的思考结果答题，以表达对试题的理解和看法，对于考查学生语言表达能力、思维创新能力具有独到的功能。但评分者对给分标准难以做到完全客观一致，需要借助主观判断确定，易受主观因素的影响。主观题也称自由应答型试题，其题型有简答题、论述题、应用题、案例题等。

（2）客观性试题

这类试题在编制时已给出答案形式，格式固定，评分标准易于掌握，评分可以完全克服主观因素的影响，故称为客观性试题，又称固定应答型试题。客观题的题型有选择题、是非题和填空题等。

2. 各种题型的编制

（1）选择题

包括两部分：一是题干，表示问题的情境，多为一段叙述、一个问题或一份简短的病例介绍等，一般由陈述句或问句构成；二是选项，又称备选答案，是由正确答案和具有干扰作用的错误答案组成，一个题目的选择项一般有 4～5 个。选择题的类型有多种，目前国内护理教育测量常用的有最佳选择题（A 型题）、配伍选择题（B 型题）和多项选择题（X 型题）。

（2）简答题

要求学生对试卷中提出的问题用比较少的文字来回答。简答题命题比较容易，适用于考查基本概念和原理，猜想的影响小，但它不能用来考查比较复杂的学习结果，评分时容易受评分者主观因素影响。编制简答题时教师应选择课程中的重点内容，若是专业课的简答题，则应选择与所学专业有关的重要知识点。

试题的编制要求如下：①对问题的叙述要清晰明确：简答题中经常使用列举、列表、简述、归纳等行为动词，用以限定答题程度；②题目前应设置导入语：问题提出前，应该通过简单的语句，设计问题的切入点，切入点的设计应围绕问题的核心内容进行；③留出适当空格：留空格的时机要适当。一个小题目提问完，应该留出学生答题的空格，而不应该是等到一个大题目的所有小题目全部提问完，才集中留出一个大空格。

（3）论述题或案例分析题

论述题或案例分析题属于主观试题，其特点是要求学生用自己的语言和表达方式来回答问题，基本上不给学生回答问题设定限制。它适用于评估高层次的认知功能，检测学生理解和表达能力、概括总结能力、分析和解决问题能力等。论述题可以促使学生注意知识之间的内在关系，学着把知识点串成知识链或知识面。另外，论述题测试作为一种间接方法，可用以评估学生的态度、价值、观点等情感方面。

（四）考核的管理

考核管理的目的就是保证考核过程顺利无误，使考核结果客观真实，做到公平、公正、有效。

1. 试卷的准备与管理

确保试卷机密，建立一套考试印刷、保管和保密制度。首先，教师命难易度接近的A、B两套试卷，并确保试题的保密性。其次，管理部门在印刷和保管等环节，不让任何外界人员获悉试题。总之，在考试前必须采取一切措施，秘密保管。教务管理部门随机抽取一套为考试卷，另外一套作为补考延考试卷。

2. 编制考试日程表

学校教务管理部门统一编制考试日程表，并予以公布，表中要标明考试的日期、时间、地点、考核班级、考试持续时间等。各门课程考试时间安排不要太过紧密，留给学生足够的复习时间。

3. 考场管理

（1）监考人员管理

①每个考场至少安排2名教师监考；②监考人员在规定的时间内到达考场，考试期间不得离开考场；③严格遵守考场规则，对考生提出疑问的试题不暗示、不解释；④严格执行考试时间，不得随意缩短或延长；⑤认真查看，防止和制止考生违纪作弊行为，并进行处理。情节较轻者，应及时严厉制止；情节严重的，应当场取消考试资格，试卷作废，并做好记录。

（2）学生管理

①开考前 15 分钟进入考场，对号入座，迟到达 30 分钟者不得入场，开考 30 分钟内不准交考卷退场；②理论考试除带必要的文具，操作技能考试除带必要的工具或通知要求携带的物品外，不得将有关的书籍和笔记带入考场；③答卷前在卷面填写好个人信息；④必须用同一颜色笔答卷，不得在考卷上作任何标记，否则按违纪处理；⑤如对试题产生疑问，如试题分布、印刷问题、字迹模糊等，可举手向监考人员询问，但不得涉及试题内容；⑥考试结束，应立即停止答卷，待监考人员检查核对无误后方可离去，不得将考卷带离考场；⑦不得以任何形式违纪作弊。

（3）考场情况记录

主考人员应该填写教务部门印发的"考场情况记录表"，记录考场应试人员、缺考人员及考场纪律情况等，并签名以示负责。

第三节 良好护理专业师生关系的建立

师生关系是教师与学生在教学过程中所建立一种直接性的、专业性的人际关系。师生关系是影响教学质量最重要、最直接、最具体、最活跃的因素，也是学生个性和谐发展的重要条件。

一、良好师生关系的标准

（一）人道性

师生彼此尊重，相互信任。教师和学生在人格上和政治上是平等的，学生应听从教师的教诲，虚心接受教育；但教师也要尊重学生特有的权利和人格尊严，照顾学生的思想感情和身心发展需要，征求学生的意见，平等对话，真正做到在事实和真理面前人人平等。

（二）民主性

师生在教学过程中要尊重各自的正当权益。民主平等是重要的人道原则，是现代师生关系的重要标志，是社会发展的必然要求。和谐民主的师生关系不仅是提高教育效果、促进学生健康成长的关键因素，它还可以融洽师生间的情感关系，增进师生间的情谊，突出教师的个人魅力，增强教师在学生心目中影响力和感染力。

（三）合作性

教学是师生的双边合作，就是把整个教学过程建立在师生双边合作的基础上，把教和学有机地统一起来，在教师充分发挥主导作用的同时，学生自己做学习的主人，激起他们的学习热情，使学生由被动接受知识变为主动学习知识，师生在和谐民主的气氛中共同进行创造性的劳动。

（四）双向性

这是由教学的双边性决定的。建立在教学活动双边性基础之上的师生关系，有双向性的特点。教师对学生的认识和态度，会直接影响到学生对教师的认识和态度的形成；师生之间的情绪体验具有相互可感性；教师的爱具有反馈性和回报性，学生会灵敏地感受教师的微妙情感，并以成倍放大的增值方式做出回应。因此，良好师生关系的形成是师生互动共建的结果，师生之间的相互理解和频繁交流是发展师生关系的基础。

（五）可控性

教师在建立教学中的师生关系时，始终处于主导地位，因为师生关系的发展方向、性质和水平是可以控制的。教师要致力于提高自身的素质水平，在建立良好师生关系中充分发挥主导作用，不断进行合理调控，使师生关系在教学中得到发展及升华。当师生关系出现问题和危机时，教师可以通过反省、调查、会诊找出原因并加以排除，促使师生关系由消极向积极转化。

（六）动态性

师生关系是教学实践中由教师与学生的交往活动而产生，并逐步发展形成的。它不是一成不变的，而是处于动态变化之中的。良好师生关系的建立不是一蹴而就、一劳永逸的，需要教师很好地把握时机，做细致的培养工作，并注意在教学过程中不断巩固和深化，使师生关系实现良性循环。

（七）相容性

师生为实现共同的教育教学目标，在心理上相互接纳、情感上相亲、行为相近，双方沟通、相互交往的积极性高。师生关系的相容性在教育、教学中发挥特殊、奇妙的作用，它拉近了师生双方心灵的距离，使学生学习动机由单纯的认知需要上升为情感需要，使教师工作动机由职业需要上升为职责需要。

（八）教育性

师生关系服从教育的有效性、指导思想的正确性。教师有正确的学生观，学生有正确的教师观。良好师生关系的目标与教育目标一致，其形成发展有利于教育目标的实现。

二、良好师生关系的重要意义

建立良好的师生关系，是教师与学生共同的心愿。无数的教育教学实践证明，师生关系越好，教学效果就越好。因此，建立良好的师生关系在教育教学中具有十分重要的意义。

（1）是教育教学活动顺利进行的重要条件

研究表明，师生关系与学生的学习成绩显著相关；教师与学生建立一种友谊关系，对促进学生学习兴趣和完善人格的形成有着重要的意义。

（2）有利于教学"双边"活动的开展和教学效果的提高

教学是一种双边活动，应充分发挥教师的主导地位和学生的主体地位，对提高教学质量、实现教育目标具有重要的意义。

（3）是衡量教师和学生学校生活质量的重要标准

师生关系除了具有手段价值外，还对教师和学生的发展具有本体价值、目的价值。

（4）师生关系是校园文化的重要内容

师生关系是学校中最基本、最重要、最直接的人际关系，是一所学校的精神风貌、校风、教风、学风的整体反映。师生关系投射出学校价值取向、人际关系状况、管理水平等。

三、良好师生关系建立的途径和方法

（一）各种人际交往途径活动与交往是师生关系建立的基础

1. 教学活动

教学活动是师生交往的主要形式，涉及教师与学生的动态人际过程。

（1）课堂教学

课堂教学是高校教学工作的根本，它是教与学之间的信息传递与反馈、思维碰撞和双向交流、实行最佳控制的活动。这种活动所指向的对象是一致的，都直接指向课程标准和教科书所规定的教学内容。当师生之间就教学内容进行交流、沟通、理解、共享并达成一致时，当师生之间彼此欣赏、理解、思想融合、情感共鸣时，则建立了良好的师生关系。

（2）临床教学

临床教学是课堂教学的延续和补充，是理论和实际相联系的直接表现形式。临床教学中，师生接触时间长，共同讨论临床护理实践中遇到的各种问题，使师生双方有了更加深入的了解，有利于建立良好的师生关系。

2. 课外活动

课外活动是课堂教学的补充与延伸，是整个教育教学环节必不可少的组成部分，同时也是道德素质教育的有效途径之一。课外活动是在教师的组织指导下，由学生自愿参加。学生可以根据自己的兴趣、爱好和特长，自由选择参加校内外各种兴趣小组、科技制作小组、文体活动小组等，充分调动学生的兴趣和积极性，使他们开阔眼界、转变思想。由于课外活动的内容丰富多彩，使得师生关系比课堂活动更多样化，师生双方的个性得到了充分发挥与显现。

（二）师生共建良好的师生关系

在教学过程中，教师为教学的主导，学生为学习的主体。教师引导学生去学，教师的责任在于为学生创造轻松、愉快的教学环境，通过鼓励性的语言和体态暗示与学生进行情感沟通，缩短与学生在心理上的距离，使双方达到情感融合，相互产生一种热情、愉快、真挚、可信的合作欲，促进师生之间的互动与交流；同时教师需要高度重视学生的主体地位，注意了解学生心目中理想教师的形象要求，认真听取学生的意见，充分调动其积极性，取得学生的信任、理解与支持。教师与学生共同努力建立民主、平等、和谐、融洽的师生关系。

（三）在反馈调控中形成良性循环

教学反馈是教师教学活动的重要组成部分，是教学过程不可缺少的环节。教师日常的教学是与学生之间进行各种信息传递的交互活动，这种信息交流进行得如何要靠反馈来实现，反馈是师生双方围绕课程和方法而表现出来的，教师应注意及时收集教学中师生关系的反馈信息，并以此为依据调控教学进程、教学策略、教学方法及对学生的态度，使师生关系更适合教学的实际需要，解决师生关系中存在的问题，理顺师生关系的方向，在教学中实现师生关系发展的良性循环，促进教育教学的健康发展。

教育是由承担教育责任的教师和接受教育的学生共同参与，并以一定的教育内容为中介的育人活动。在此过程中，教师主导着教学活动的方向和性质，学生是教学的主体，两者是辩证统一的，是相互促进的。学生只有在教师的有效指导下才能更好地进行学习，变学为思、变学为悟；只有充分调动教与学两方面的积极性，才能保证教学活动的顺利进行。同时，良好的师生关系对教学活动的顺利实施具有重要的促进作用。

第四章 护理教学方法的选择与教学媒体

教学方法和教学媒体是教育系统中重要的组成部分，也是护理教育研究的重要领域。教学是教师的教和学生的学所组成的双边活动，是教师和学生共同完成教与学任务的过程。教学方法和教学媒体是教师完成教学计划、提高教学质量的重要途径和手段。

第一节 教学方法概述

教学方法是教育研究的重要领域。研究教学方法的目的，在于使教师认识教学方法的理论基础，掌握学生身心发展规律，坚持按照学生的认识活动规律进行教学。教学方法在教学中具有不可忽视的地位和意义，它影响着学生的身心发展，是连接教与学的重要纽带，也是实现教学目标、完成教学任务、提高教学质量的重要保证。

一、教学方法的内涵

教学方法是教师和学生为了实现共同的教学目标、完成共同的教学任务，在教学过程中运用的方式与手段的总称。教学方法包括教师教的方法（教授方法）和学生学的方法（学习方法）两大方面，是教授方法与学习方法的统一。

广义而言，教学方法是教师与学生之间相互联系、相互作用的方式，并通过这种联系和作用使教师对学主进行传道、授业、解惑。狭义而言，教学方法是教师给学生传授并指导学生掌握知识和技能、培养学生健康成长的方式。

二、教学方法的发展

教学方法具有一定的历史制约性，不同的历史阶段，由于教学目的和内容不同，教学方法也各异。如在我国古代的封建社会，封建教育的主要目的是培养官吏，同时为统治阶级培养臣仆，教学内容是四书五经、八股文等，教学方法则采取教读背诵、死记硬背，而现代社会教育的目的是为社会培养各级各类适应不同专业发展需求的人才，并促进教育者身心发展，教学内容涉及自然科学、社会科学、人文科学等领域，教学方法也更为多样化，并强调学生的主观能动性、探究精神的培养。

三、教学方法的作用

（一）有利于实现教学目标和任务

教学方法是教学过程最重要的组成部分之一，如果教学方法使用不当，将影响教学目标的实现和教学任务的完成质量，进而影响学生的培养质量。

（二）有利于调动学生的学习积极性

学生是发展、成长中的人，是学校、课堂、学习的主人，需要引导、提升并开发其潜能。而学生的学习是在其认为有意义并感兴趣的情况下才能产生，因此，教师在教学中应采用恰当、有效的教学方法引导学生主动参与到学习过程中，以激发其学习兴趣，提高学习的积极性和主动性。

（三）有利于促进学生的全面发展

根据课程内容和学生特点科学合理地使用教学方法，不仅可以激发学生学习兴趣与学习积极性，还可以转变学生被动接受、死记硬背的学习方式，拓展其学习和探究问题的空间，培养评判性思维能力、语言表达能力、人文关怀与团队合作精神等综合能力与素质，促进学生全面发展。

第二节　护理教学方法的选择

护理教学中，有诸多的医学原理、护理知识、操作技术内容，其教学方法也有着自身的特点。高等护理教育的人才培养目标，不仅是具有广博的护理知识，还要有独立思考和解决问题的能力。因此，以培养自学能力为目标的独立学习方法和以培养专门技能为主的实验教学方法常为高等护理院校采用；高等护理教育注重学生研究能力的培养，学校的教学内容，无论是已经确定还是不确定的学科知识，都需要教师带领学生以研究者的身份去考察、去质疑、去分析和研究，因此教学方法渗透着研究特点；高等护理教育还注重学生实践能力的培养，学生毕业后要服务社会，所以教学过程与社会实践和社区服务结合，能够提高解决实际问题的能力，为学生职业生涯奠定基础；科技迅猛发展的今天，创新知识领域需要多学科协同发展、精诚合作，所以在教学中培养学生的合作精神非常重要。

一、传统教学方法

（一）讲授法

讲授法又称"口述教学法"，是教师通过口头语言系统地向学生传授知识，发展智力，进行教育教学的方法。讲授法是教学中应用时间最长、应用范围最广，既经济又可靠的一种最基本的教学方法。几乎所有其他的教学方法在运用时都必须与讲授法相配合，才能顺利地进行，发挥应有的功能。

1. 讲授法的优点与缺点

（1）优点

具体表现在：①教师可充分发挥主导作用；②传递信息密度大，使学生在短时间内获得较多知识；③一个教师能与许多学生交流，传授效率高；④教师可以把教材内容系统化后讲授给学生；⑤使学生利于建立自己的知识结构和框架；⑥寓思想教育于其中，深刻感染学生；⑦通用性强，讲授法适用于多学科教学，并可以随着教材或听众的变化而相应调整某些内容。

（2）缺点

具体表现在：①讲授不能照顾个别学生的需要，难以因材施教；②教师可能会存在明显的偏好，不利于学生参与教学；③学生习得的是间接经验，无法直接体验知识；④单向的信息传输方式，教学反馈不及时；⑤容易使学生产生"假知"从而导致知识与能力的脱节；⑥容易使学生产生依赖和期待心理，从而抑制了学生学习的独立性、主动性和创造性；⑦难以实现动作技能领域的教学目标。

2. 运用的基本要求

（1）讲授应有目的性

教师的讲授应在课程计划的指导下进行，根据课程标准要求，对教材的具体内容有目的、有重点地进行讲解，不能即兴而谈、不着边际，否则会影响教学目标的实现。

（2）讲授的内容要有高度的科学性、思想性、系统性和逻辑性

运用的概念要精确，论证原理、结论要严密，定理、定律的证明要充分，引用材料要确凿可靠。讲授内容要坚持少而精，基础性、原则性、关键性的知识应系统地讲解，突出重点，解析难点，逻辑性和条理性要强。

（3）讲授要有启迪性

教师在讲授时，不能照本宣科，要激发学生积极的思维活动，如通过设疑布障，边讲边问，讲问结合，激发学生积极思考，引导学生自己得出结论，发展学生的智力。

（4）讲授应有艺术性

讲授时要正确合理运用语言以及非语言行为。讲授语言要清晰、准确、简练、生动形象、通俗易懂，语调要抑扬顿挫，富有感染力，适应学生的心理节奏，同时要结合表情、眼神、动作等非语言行为来支持和修饰教师的语言行为，深刻表达教师的态度和情感，进一步加强语言的感染力。此外，还要善于结合板书、教具演示等方法增强讲授的直观性，引发学生积极的学习情绪。

（5）讲授应有实践性

护理学是一门实践性很强的学科，护理教师在运用讲授法时，应注意将理论与实际紧密联系，有机结合，引导学生有效应用理论解决实际问题。

（二）提问法

提问法又称问答法、谈话法，是教师根据学生已有的知识基础和实际经验提出新的问

题，引导学生积极思考，通过师生之间的问答得出结论，获得知识和发展智力的教学方法。提问法源远流长，孔子就经常用提问法启发学生思维，传授有关知识。古希腊的苏格拉底也是运用提问法教学的大师，他运用的提问法被称为"产婆术"。提问法可用于护理学科的各门课程教学中，它既适用于课堂教学，也适用于临床教学。

1. 提问法的优点与缺点

（1）优点

具体表现在：①激发学生思考，培养思维与表达能力；②属于探究性的教学方法，变被动学习为主动学习；③能及时了解、控制学生的学习过程；④有助于学生参与教学，便于因材施教；⑤有助于实现高层次教学目标。

（2）缺点

具体表现在：①耗时较多；②如教师提问不当，则达不到教学要求；③易流于形式，不能起到促进或刺激学生思考的作用。

2. 运用的基本要求

（1）精心设计问题

在设计问题时应注意以下几点。①所提问题要有明确的指向性：问题为教学目标服务，为重点、难点服务，要牢牢把握每堂课的教学目标，突出教材的重点（如基础知识、基本概念、关键词语等）和难点（如容易混淆的概念，难于理解的定理公式等；②不同层次的问题：可以按学习目标的要求分层次提出问题，如认知性问题、理解性问题、应用性问题、分析性问题、综合性问题、评价性问题等；③所提问题的深浅、难易、繁简、大小等应从学生实际出发；④问题应具有开放性、启发性，所提问题能激发学生的学习兴趣，引起积极主动的思维；⑤问题陈述清晰、简明。

（2）提问要有技巧

在实际运用时，需要一定的提问技巧。主要有：①掌握提问时机；②教师提问时态度要和蔼、真诚，面向全体学生提问；③留出思考时间；④要对学生的回答表现出兴趣；⑤及时做出积极而适当的反馈；⑥提问的方式方法要具有灵活性。

（3）提问结束时要小结

提问结束后，教师要作总结。总结内容一般包括：①概括问题的答案；②澄清模糊的认识；③对学术界有不同答案的问题，可适当介绍，以引起学生进一步思考与探究。

（三）演示法

演示法是教师通过向学生展示实物、直观教具或进行示范性操作、实验等来传授知识和技能的一种方法。

根据演示采用的媒体不同可分为：①静物演示，如实物、模型、标本、图片或印刷物进行的直观演示；②实验操作演示，如物理实验、化学实验等；③光电媒体演示，如利用光学和电学技术制作的幻灯、投影、录音、录像、电视和电影。

1. 演示法的优点与缺点

（1）优点

具体表现在：①调动各种感官，做到看、听、想、问相结合，加强记忆效果；②引起兴趣，集中注意力；③丰富感性认识，正确理解概念，加深对所学内容的印象；④为学生提供观察学习的机会，培养学生的观察能力；⑤缩短理论与实践的距离。

（2）缺点

具体表现在：①适用范围有限，不是所有的学习内容都能演示；②费时费力，演示前需要一定的时间、精力及费用做准备；③需要一定的设备，如演示装置移动不方便，则不利于教学场所的变更；④反复使用教学设备，易导致设备磨损，影响教学效果。

2. 运用的基本要求

（1）演示前，明确观察任务

要根据教材内容考虑演示的目的与要求，用什么直观教具，什么时候演示，事先要确定清楚，同时要预先说明"观察什么、注意什么"，还要检查直观教具的数量和质量，选择演示教具时不宜太多，以免造成学生"走马观花"的情况。另外，对于示范实验，教师应在课前进行操作训练准备。

（2）演示时，保证每个学习者看清演示

在演示时，如演示教具的形状、大小影响到演示效果时，为确保演示项目的效果，需合理地分组，全方位移动展示教具，突出演示物的主要部分，使全体学生都能观察到演示教具以及演示过程。同时针对不同的教学内容和要求，要尽可能地让学生运用人体的各种感官，去充分地感知学习对象，比如利用听诊法听模拟的呼吸音、心脏杂音等，以取得理想的教学效果。

（3）演示要适时、适量，与提问讲解结合

护理教师在具体授课时，要把握好演示的时机，在应使用时才展示演示教具，过早、过多地把演示教具拿出来，易分散学生注意力，削弱新鲜感，降低感知兴趣，影响教学效果。过迟展示会产生"马后炮"感觉，或显得内容不紧凑。教师在演示时要引导学生边观察边思考，演示速度适中，使学生获得感知认识的同时加深对相关概念、原理的理解。

（4）为演示后的练习做准备

演示后，强调学生练习时应注意的问题，并保证有充足的练习时间。

（5）配合其他教学方法

要把演示同讲授、提问等方法结合起来，确保演示效果。

（四）练习法

练习法是学生在教师的指导下完成某些动作或活动方式，以深化、巩固知识，培养各种学习技能、技巧和形成良好习惯的教学方法，也是学生学习过程中的一种主要的实践活动，在护理专业各学科教学中被广泛采用。练习法可分为听说练习、制图练习、操作技能练习、解答问题练习等几类。

1. 练习法的优点与缺点

（1）优点

具体表现在：①强化学生的知识记忆及操作；②巩固所学知识；③把知识转换成技能、技巧；④培养学生克服困难、认真工作的态度。

（2）缺点

具体表现在：①如过分强化记忆，易使练习流于形式；②耗时多；③机械性操作，易缺乏创新性思维及操作。

2. 运用的基本要求

（1）明确练习的目的和要求

练习并不是简单机械地重复某项活动，而是有目的、有步骤、有指导地形成和改进学生的技能、技巧，以及发展学生各方面的能力。所以教师要使学生了解每次练习的目的和具体要求，掌握有关练习的基础知识，提高练习的自觉性、积极性。

（2）精选练习材料

根据练习的目的、学生实际情况及学习实际需要精选练习题目及操作项目，注意练习类型的多样性、代表性、针对性，提高练习质量，防止机械性、盲目性的练习。

（3）指导学生掌握正确的练习方法

首先教师应通过讲解，使学生理解正确的练习方法，之后通过示范，使学生深入了解练习的具体步骤和技巧，然后让学生自己练习。

（4）科学规划练习时间

合理安排练习的次数、时间以及练习的方式等，做到系统地、循序渐进地练习，确保练习的兴趣，防止疲劳。

（5）及时评价练习结果

在平时的练习过程中要巡视检查学生练习的质量，根据练习中出现问题的性质，做好集体或个别化的指导，使学生及时了解练习效果，养成及时自我检查并主动纠正错误的习惯。必要时，可安排学生回示教，以检验练习的效果和质量，共同提高练习的效果。

（6）反馈与改进

练习结束时，教师要检查与讲评学生练习情况，使学生及时得到反馈，根据练习中的不足及时查缺补漏。组织练习要因材施教，重视创造性练习的组织与指导，以达到练习效果与质量的持续改进。

（五）读书指导法

读书指导法是教师指导学生通过阅读教科书和参考书获得知识，培养学生自学能力的教学方法。教师指导学生读书包括指导学生阅读教科书、使用工具书以及阅读课外书籍等。

1. 读书指导法的优点与缺点

（1）优点

具体表现在：①培养学生自学能力；②养成独立思考的习惯；③弥补教师讲解的不足。

（2）缺点

具体表现在：学习效果差异较大。

2. 运用的基本要求

（1）指定学习材料，提供背景知识

根据教学目的和要求，指导学生预习、复习教科书，阅读参考书、自学材料等获取知识和技能，通过丰富学生的知识层面、拓宽视野，培养学生良好的读书习惯、自学能力等。

（2）明确阅读任务，提出思考问题

让学生明确阅读的目的、要求，给出思考题，让学生带着问题去阅读，减少无目的、随意性的阅读，提高阅读的效率。

（3）指导读书方法

根据学生阅读的内容与阅读的目的选择适宜的读书方法。通常将阅读方法分为两种，即泛读与精读。泛读，即读教材结构、框架体系以及之间的关系，浏览各主题的中心思想。精读，即围绕一个中心学习内容系统地学习，反复领会，以求融会贯通。同时培养学生良好的阅读习惯，要求学生阅读时手不离笔，眼、手、脑等并用，做好读书笔记。同时要教会学生使用各种阅读工具，善于使用工具书，如纸质字词典、电子词典、各大网站搜索引擎等，培养他们使用各种现代阅读工具的习惯。

（4）检查读书效果

教师应组织学生定期举行读书报告会、座谈会，交流读书心得，相互启发，共同提高，使学生读有所得，学有所成，进一步巩固扩大读书效果。

（六）角色扮演法

角色扮演法是教师根据一定的教学要求，有计划地组织学生运用表演和想象情境，启发及引导学生共同探讨情感、态度、价值、人际关系及解决问题策略的一种教学方法。通过角色扮演过程所提供的案例来探索学生的情感，洞察其态度及价值观，培养其解决问题的能力及组织能力等。

1. 角色扮演法的优点与缺点

（1）优点

具体表现在：①寓教于活动情境中，使学生获得真实体验；②潜移默化，培养学生正确的认知和积极的情感。

（2）缺点

具体表现在：①传递信息不多、不快，培养动手能力不够；②角色扮演的过程不好控制；③有些教学内容不宜采用此方法；④不适合于初学者。

2. 运用的基本要求

（1）确定角色，设计活动情境剧本

教师根据教学目标事先确定并描述角色，然后由教师或学生设计一个能激发学生表演激情，并符合实际的情境剧本，情境可带有一定的冲突色彩，以提高学生处理问题的能力。

（2）角色分配与培训

一般情况下，每个剧本的角色为 2～4 个，此外，还可以设置若干个观察者。教师可根据角色特点指派或让学生自愿挑选角色，并指导学生学习和接受有关角色的知识，告知角色扮演的内容，并指导其投入感情、融入角色。让角色扮演者自行设计表演的具体情境，如场地、道具、对话等。教师向观察者说明观察的任务，强调在观看表演时，观察者要及时记录表演者的行为、发现的问题等。在一轮角色扮演完成后，可以让学生循环扮演其他角色，通过体验各种角色，学习相应的教学内容。另外，在角色扮演前，一般不做事先演练。

（3）讨论与总结

角色扮演结束后，教师组织学生就表演的过程进行讨论和总结。可引导学生针对角色扮演中存在的问题、各角色体验与领悟、观察者的观后感等进行讨论与总结，启发学生将表演与现实联系起来，鼓励学生将所学知识应用于实践中。

（七）实习作业法

实习作业法又称实践活动法，是指教师根据课程标准要求，组织和指导学生在校内外从事实际操作活动，将书本知识应用于实践的一种教学方法。这种方法的作用与实验法、练习法相似，但其实践性、综合性、独立性、创造性更强。它能培养学生运用书本知识解决实际问题的能力，对促进教育与生产劳动相结合，培养学生的职业技能、职业道德与情感具有重要意义。

1. 实习作业法的优点与缺点

（1）优点

具体表现在：①理论联系实际，教学与临床相结合；②巩固与充实所学的理论知识；③培养爱伤观念和职业素养；④培养实际工作能力和良好的职业道德。

（2）缺点

具体表现在：①耗时较多；②如临床教师带教不当，则达不到教学目标。

2. 运用的基本要求

（1）实习前的准备

使学生了解实习作业的目的，明确在实习中所要运用的知识以及实习中的操作事项等。实习前要有明确的实习作业计划和要求，如实习要求、实习分组、实习内容、时间分配、实习考核方式与内容、实习注意事项等，这些内容均须对学生有明确的书面说明。同时要做好学校与实习医院、学生与学校以及学生与医院之间的沟通与协调工作。

（2）实习过程中的指导工作

在实习中教师除了要做好动作的示范并纠正学生的错误动作，加强学生动手能力的培养外，还要在劳动纪律、团队协作、职业素养、职业道德、人文关怀、新技术及新业务的开展与推广等方面做好集体统一指导，以达到既定教学目标。

（3）实习后的总结工作

实习结束后，教师对学生的实习活动要进行总结，并给予评定。同时还应收集学生的反馈意见，总结经验，自我完善，以提高临床带教老师的带教水平和质量。

二、现代教学方法

（一）小组讨论法

小组讨论法是教师或学生提出探究性问题，组织学生分组讨论、发表看法，从而进行相互学习的一种教学方法。其目的是以学生为中心，调动个人和集体两方面的积极性，达到交流思想感情的目的。这种方法既可用于阶段复习，巩固原有知识，也可用于学习新知识，尤其是有探究性、争议性的问题，如伦理道德问题。

1. 小组讨论法的优点与缺点

（1）优点

具体表现在：①容易激发学生的学习动机，刺激其思考；②集思广益，共享智力资源；③培养对问题的探究精神、表达和辩驳能力；④改善人际关系，发展交往能力。

（2）缺点

具体表现在：①耗时多；②组织不当，易偏离教学目标；③低能力学生易处于被动地位。

2. 运用的基本要求

（1）讨论前的准备

应结合教学内容、教学目标及学生实际水平，预先列出讨论提纲，设计讨论题目，并提供相应的参考书籍等。对学生进行分组（小组人数以 5～6 人为宜，各组在性别、能力等方面尽量达到一致或接近），安排学生座位、分配小组角色（小组角色包括主持人兼组长、记录者及参与者）及交代讨论要求，制订并向学生公布讨论规则，以使学生做好讨论准备。

（2）讨论中的组织与引导

教师应扮演好引导者、促进者、资源提供者、训练者及组织协调者的角色，适时巡视学生的讨论情况，适当参与学生的讨论，听取发言，关注每位学生的参与情况；组织、调控讨论过程，引导学生围绕讨论主题，理论联系实际进行讨论；鼓励所有学生自由地表达意见，防止言论过激、过偏、过杂；对发言过多或过少者，依据讨论规则进行适当调控；另外还要把控好讨论的方向、时间与进度。

（3）讨论后的总结

讨论完毕，各小组进行汇报，对本组讨论的情况及讨论的意见向全班汇报，然后教师总结评价，澄清讨论中出现的片面认识与错误的观点，使学生获得系统的、科学的、正确的观点和认识，引导他们进一步探究性学习。

（二）案例教学法

案例教学法是一种以案例为基础的教学法。案例教学法通过案例激发学生对各种学习资源的应用，鼓励学生独立思考，引导学生从注重知识转变为注重能力，将所学知识转化为能力，同时在讨论交流中重视双向交流，促使学生面对案例情境时应用所学的理论知识，经过缜密思考，提出解决问题的方案，通过讨论取长补短，激励大家积极进取、刻苦学习。这种模拟解决临床问题的学习方式，既加深了学生对知识本身的了解，也锻炼了学生沟通交流与表达能力，使他们能更快地适应实际的临床环境，顺利胜任临床岗位。

案例教学法的优点表现在：①生动具体、直观易学；②促进教学相长；③能够集思广益；④能够有效地利用时间，在聚焦问题时较少偏离主题；⑤案例所创造的结构化情境，促进理论知识的巩固与利用；⑥获得更多的临床思维锻炼的机会；⑦能够调动学生学习主动性，提高学习热情和自信心，达到医学教育的认知目标，以带来积极的、自我构建的学习。

案例教学法的缺点表现在：①案例的编制有一定难度，研究和编制一个好的案例需要时间，需要理论知识与实践经验的积累，因此阻碍了案例教学法的推广和普及；②案例法对教师和学生的要求比较高。

（三）以问题为基础的教学法

以问题为基础的教学法（problem-based learning，PBL）是一种以临床问题激发学生学习动机并引导学生把握学习内容的教学方法。

在医学教育中，该教学法的实质是以患者问题为基础，以学生为中心的小组讨论式教学。它强调打破学科界限，以学生为主体，使学生在有限的时间内学到问题背后的科学知识，从而提升其解决问题能力、自主学习能力及团队合作精神等。

1. PBL 的优点与缺点

（1）优点

具体表现在：①以学生为主体，发展学生的自学能力，促使他们成为自主学习者；②培养学生解决问题能力、团队协作精神、获取与传播信息的能力及高层次评判性思维能力等多方面的能力；③促使学生将基础学科的知识灵活运用到临床实践中，提高其解决临床实际问题的能力。

（2）缺点

具体表现在：①习得的知识不系统；②对师资水平、教学条件要求较高，不利于推广。

2. 运用的基本要求

①选取教学内容后，教师根据教学目标设计一个 PBL 辅导材料，通常是一个信息不完整的病例；②必要时，教师需在 PBL 前进行总论、重点内容或基本概念的过渡性讲授；③学生根据材料提出一系列问题，分析、归纳出解答这些问题所需的相关知识，制订学习计划；④小组成员分工合作，收集资料，自学并解决这一系列问题；⑤小组集中讨论，分享信息。小组成员共同讨论、归纳、分析"问题"，提出可以解释"问题"的假说，决定学习的主题，回顾已知知识是否足以解决目前问题，确认尚待解决的问题和课后学习范围等。在讨论过程中，教师将根据学生的要求逐步给出病例的其余信息；⑥讨论后，由学生代表或教师针对讨论内容进行提炼与总结。总结过程中，可能还会留有一些未解决的问题，待学生课后继续查找资料以备下堂课继续讨论或自学；⑦在讨论过程中，学生负责主持、记录、控制讨论的方向和时间，如没有特殊情况，教师一般不做干预。在 PBL 教学中，教师的角色主要是学习资料的提供者、学习的促进者及导学者等。

（四）情境教学法

情境教学法又称模拟教学，是指通过设置具体生动的模拟情境，激发学生主动学习的兴趣，帮助学生巩固知识，学习特定专业场景中所需的技能技巧的教学方法。情境教学法的核心在于激发学生的情感，因此它常常被应用于护理学专业课的教学中。

在应用时主要有三种形式：①使用教学器材，如模型、模拟人等，开展情境教学；②通过学生角色扮演开展情境教学；③借助计算机辅助系统开展情境教学。

1. 情境教学法的优点与缺点

（1）优点

具体表现在：①有利于激发学习兴趣，提高参与的积极性；②可通过体验专业角色，使学生接受一定的专业素养训练；③减轻进入真实工作情境的焦虑情绪；④理解和巩固已学知识，促进自学动机；⑤有利于培养学生对实际问题的预测能力、解决问题能力等多方面的能力。

（2）缺点

具体表现在：①学生注意力过度集中于情境的表象与演练过程，容易忽略对深层次理论问题的思考；②在模拟环境中培养的能力与实际环境中需要的能力仍存在一定差距。

2. 运用的基本要求

（1）教学前的准备

教学前需要设计情境教学方案，要求方案形象、生动，富有真切感，以利于把学生带入情境中，使他们产生情绪体验。另外，教师在课前要准备好教学中所使用的场景与器材等。

（2）情境教学的实施

向学生公布情境课题与背景资料；分配情境模拟角色与扮演任务；情境演练准备；情境演练实施；情境效果（结论）验证；教师根据需要进行点拨和总结；组织学生撰写情境演练报告。

（五）发现教学法

发现教学法也称"解决问题法"，是指学生运用教师提供的按发现过程编制的教材或学习材料，在教师指导下，通过自己的探究性学习，发现事物变化的起因和内部联系，从中找到所学内容的结构、结论及规律，进而掌握知识并发展创造性思维和发现能力的一种教学方法。发现教学法是由美国心理学家布鲁纳（J.S.Bruner）首先提出的，它适应了发展学生创造精神与能力的时代要求。

发现学习的中心思想是教学生如何学习，即教给学生解决问题的各种策略，使他们知道如何着手学习，其目的是启发学生积极思维，牢固掌握学科内容，成为自立自主的学习者。在护理教育领域，发现学习主要有两种应用形式，分别是开设实验设计课和开辟第二课堂，进行科研训练活动。

1. 发现教学法的优点与缺点

（1）优点

具体表现在：①有助于开发学生智力潜能；②促使外部学习动机内化，激发学生学习潜能；③培养学习技巧；④促使学生学会发现与探索的方法；⑤有助于知识的记忆。

（2）缺点

具体表现在：①需耗费大量的时间；②加剧了教学时数不足的矛盾。

2. 运用的基本要求

1）教师创设问题情境，学生从教师提供的材料中发现问题，带着问题观察具体事物。

2）借助推理和直觉，提出试探性的假设或答案。

3）学生用更多的感性知识，或通过实验、讨论等形式检验试探性的假设。

4）假设证实后将其付诸实施：经过讨论和验证假设后，对假设进行补充、修正和总结。

（六）标准化病人的教学方法

标准化病人（Standardized Patients，SP），又称为模拟病人，指那些经过标准化、系统化培训后，能准确表现患者的实际临床症状（含部分体征）的健康人。

标准化病人的教学方法指运用经过培训合格后的标准化病人，训练医学生基本临床技能的一种教学方法。

1. SP 的招募

在国外进行 SP 招募的主要形式为"口口相传"，即通过从事 SP 工作者的自我宣传。也可以通过报纸广告、校园通知等形式进行宣传。当需要特殊群体的 SP 时，如青少年、老年人等，可以通过学校或老年中心等进行宣传。在国内，主要通过电视台、报刊等新闻媒体进行宣传。而在校园中，又会出现学生标准化病人，主要为在校的高年级学生。

SP 要求具备以下基本素质：

（1）表演能力强

SP 的主要工作是进行对真正患者反映的模拟，所以要求尽可能真实地表现出患者应有的表情、声音、动作等。

（2）良好的沟通技巧，并可以接受身体触碰

SP 在实践中主要用于体格检查及进行教学反馈，若是接受不了肢体接触，则不适宜作为标准化病人。

（3）良好的记忆力

SP 拥有良好的记忆力，有助于重复表现患者特征，给予学生反馈意见。

2. SP 的培训

（1）医学基础知识的培训

要求 SP 具有基本解剖学、诊断学、健康评估学等知识。了解身体基本构造及脏器的部位。能理解不同疾病、不同部位所引起疾病的不同症状，并做出相应反映。

（2）问诊及查体知识的培训

向 SP 详细介绍问诊的内容，包括现病史、主诉、婚姻史、月经史等详细信息。介绍查体知识，使 SP 了解到会被检查到的部位及方式手段，做好心理准备。

（3）专科病例培训

培训者会根据疾病要求对 SP 进行专科病例的培训。多数培训时都会有简单的剧本，剧本包括病史、症状、体征与检查结果等，SP 可根据剧本进行表演。

（4）SP作为"评估者""教师"的培训

SP作为评估者或教师的培训，主要针对SP可以真实反馈学生知识掌握情况。SP可以牢记各项评分内容，公平一致地面对每一位应试学生，合理评价出学生的知识掌握水平。

3.SP的管理与使用

（1）管理

所有SP要求有正规培训，且在培训考试合格后才可以录用。详细记录SP的姓名、年龄、联系方式等，特别注重对SP的个人隐私进行严格保密，在教学活动中，不使用真实姓名，用编码代替。定期对SP进行人文关怀，询问其对工作的意见。

（2）使用

SP的应用主要在临床教学中，教师可以使用SP对学生进行教学讲解，模拟床边教学活动，而且可以应用到学生考核检查中。SP的培养，解决了以往临床教学中难以找到针对性病例的问题。且在实际教学中，SP可以有效规避医学考试中所涉及的道德伦理问题。SP的出现，使学生在面对同样患者与问题时，提高了检测考试结果的规范性。而将这一理念引入护理教学中，也逐渐成为护理教育的热门趋势，在护理教育中SP的出现，可以使学生了解到特有患者所表现的特征性症状，根据其症状提出更加科学合理的护理诊断及护理计划。

4. 标准化病人教学法的优缺点

（1）优点

具体表现在：①增加了学生接触"患者"的机会，解决了学生实习患者不易合作、不能多次利用的问题，使学生有更多的练习机会；②对学生的问诊检体技巧有了正规训练，确立标准模式。学生亲身体会查体手法，SP可以逐一纠正错误，提供教学指导；③利用SP，教师可给大量考生提供统一病例和标准化评分；④能够评价许多笔试不能评价的操作技能，有利于培养良好的职业态度、行为举止和医患沟通技巧。

（2）缺点

具体表现在：①SP应用于教学与评估需要大量的经费投入；②SP的招收、选择并非易事，高质量的SP是教学法成功的前提；③只能完成基本临床训练，不能使学生面对真实患者的复杂情况。

（七）实验法

实验法是指为阐明某种现象，合理控制和创设一定的条件，从而验证假设、探究现象成因的一种研究方法。实验法在医学类学科中的应用广泛，主要集中于生理学、生物化学等学科。且诸多先进的教育理念、方法均是建立在长期、反复的教育实验基础上的。随着护理教育学的发展，实验教学法将会体现出更大的作用。

1. 作用特点

实验教学法的主要特点是假设、控制和因果性。假设是根据已知的原理理论对自变量与因变量之间可能存在的因果关系做出的推测假设；控制指可以主动地、人为地操作自变量，这也是实验教学法区别于其他教学法的本质特征；因果性指通过实验法科学论证因果关系，自变量的变化引起因变量的变化。

2. 基本步骤

（1）实验计划

依据课程要求计划实验，包括实验目的、实验步骤、实验器材、实验时间等均有详细描述，备好实验记录本及实验指导手册。根据具体实验情况对学生进行合理分组，每组人数不宜过多。

（2）实验实施

实验的实施分为两部分，包括预实验与正式实验的实施。预实验是在正式实验前，运用标准物质或少量样本进行实验，以明确实验过程，对其中可能出现的问题了然于心。避免实验的不确定性对学生造成的危险。

正式实验开始前教师简要说明实验目的、实验要求、实验原理、仪器使用注意事项及实验操作过程，必要时进行实验过程演示。在实验过程中，教师应经常巡视，便于发现存在的问题，给予及时的指导。要求每个同学都可以亲自参与到实验中来。

（3）实验总结

实验结束后，学生可根据实验过程，理解并得出实验结论，独立完成实验记录。教师对实验记录表进行批阅，批阅后总结实验过程中学生理解、操作的难点，分析出现的问题并提出整改意见。

三、教学方法的选择与应用

（一）教学方法的选择依据

教学方法的选择直接影响教学效果，教师选择教学方法的依据主要有以下几点。

1. 教学目标和任务

不同的教学目标和任务，需要不同的教学方法来实现。如教学任务是使学生在短时间内获得大量系统的新知识，可选用讲授法；如果教学任务是发展学生的动作技能和操作能力，可选择演示法、实验法、练习法、实习作业法等；如果一次课的教学任务是使学生复习和巩固旧知识，可选择谈话法、读书指导法等。在具体选择教学方法时不能单一选择，应以一种教学方法为主，配合辅助其他教学方法。

2.教学内容

不同的学科、不同的教学内容具有不同的性质和特点，需要教师采取不同的方法进行教学。如生理学、生物化学等以实验为主的课程常采用演示法、实验法；基础护理学、健康评估等以传授操作技能为主的课程常采用演示法、练习法、实习作业法等。另外，就某一门课程来讲，由于其各章节的具体内容不同，也需要教师采取与之相应的教学方法来进行教学，如基础护理学中的"铺床法"内容，常用讲授法、练习法、实习作业法等，而"血培养标本的采集"内容则常用实习作业法等教学方法。

3.学生的认知规律与水平及教师的自身素养

教是为了学生的学，所以教学方法的选择必须适应学生的基础条件、个性特征、思维能力、知识水平等，以免影响其知识的积累、技能的提高、能力的提升；同时任何一种教学方法只有被教师理解、掌握、内化为适合自己的教学风格才能发挥其效能，否则再好的、再先进的教学方法也不能取得好的教学效果。

4.教学资源和条件

每种教学方法都有一定的功能、使用范围和条件，同时各有优点和局限性，而有些方法的运用还与学校的现实条件有关，因此，选择时既要分析各种方法的职能、范围和条件，又要考虑学校的实际情况。如 PBL 不仅对师资水平要求高，还对学校的教学条件等要求较高，因此在选择教学方法时需要量力而行。

（二）教学方法的应用原则

1.目的性原则

教学过程首先要求师生要明确课程教学的总目标及每一项教学活动所要达到的具体教学目标，针对不同的教学目标和任务，采用不同的教学方法，从而使教学活动达到预期效果。

2.整体性原则

教学方法是一个体系，由一系列具体的教学方法构成。每种教学方法之间存在一定的联系，又都有各自的职能、特点、适用范围以及局限性。因此，教师在应用教学方法时要树立整体的观点。

3.综合性原则

任何一次教学任务的完成都不可能运用单一的教学方法达成目的，所以要综合运用教学方法，优化组合各种方法，以充分发挥其整体功能，从而获得最优的教学效果。

4.灵活性原则

教学过程是一个处于变化之中的过程，在实际教学活动过程中，存在各种可能的变化，所以在教学方法的选择与运用中教师要灵活机智。一方面，在备课时要预估教学活动中可能出现的被动情况，准备应变之策，灵活设计教学方法的备选方案，如突然出现计算机无法播放已准备好的视频资料，此时须因地制宜地使用其他的教学方法；另一方面，在上课时不能被预先设计的教学方案所限控，要根据课堂具体情况，因势利导，灵活地、创造性地使用教学方法，以确保完成教学任务，实现教学目标。

5. 实际性原则

教师选择的教学方法要符合学生与教师的特点，符合课程标准的规定及现代化教学设备的要求。无论应用什么教学方法，都必须反映教师、学生的主体要求，结合实际情况灵活选择与应用。正所谓"教学有法，但无定法，贵在得法"，我们要从实际出发，正确地、创造性地运用各种教学方法，表现不同的教学艺术与风格，培养适应时代需求的高素质护理人才。

第三节　多形式护理教学媒体

各具特色的教学媒体在以教师为主导的课堂教学，以学习者为主体的个别化学习，以及远程教育中扮演着不同的角色。多种辅助教学手段以不同的方式为学生提供多种感官刺激，发挥着辅助教学的作用。

一、教学媒体的内涵

媒体是指信息传播过程中，从信息源到接受者之间携带和传递信息的载体和物质工具，即指传递信息的中介物，也称媒介。媒体含有两重含义：①承载信息的载体，如语言、文字、图形、符号、声音等；②储存信息和传递信息的工具，如报刊、杂志、广播、电影、电视等。教学媒体又称教学手段，即以传递教学信息为最终目的的媒体，是储存和传递教学信息的工具。

二、传统教学媒体

（一）教科书

教科书是师生教与学的主要媒体，其储存的信息持久，呈现的信息比较稳定、可靠，并且使用方便。但是，由于其储存的信息都是简化了的客观事物的现象和过程，不能与学生相互作用，不能随时发问，相互反馈。因此，在使用时需要和其他媒体配合应用。

（二）教学板与板书

教学板与板书是教师应用来提示教学重要内容，增强学生对教学内容感知和记忆的重要媒体。它们具有能写、能画、能擦、能贴等功能，能让教师直观、方便、具体地表达教学内容，有利于帮助学生掌握教材的重、难点，让学生对教学内容形成清晰的印象，方便学生记笔记、复习。常用的教学板有黑板、多功能白板等。教师在运用教学板和板书时要注意简明扼要、突出重点、布局合理、书写规范。

（三）图表

图表泛指不需放映就能供学生观看的教学视觉材料，包括图画、表格、挂图，如"人体解剖学"的挂图。教师在制作和运用图表媒体时要求做到制作规范、形象逼真，目的明确、重点突出，文字工整、大小适当，内容严谨、科学性强。

（四）模型与标本

模型是根据教学需要，以实物为原型，加工模拟而成的仿制品具有仿真、立体、可拆卸及反复使用的特点，如护理人模型、人体器官模型等。标本是经过一定方法处理后的实物原型，如人体标本、组织切片标本等。

三、现代教学媒体

（一）光学教学媒体

光学教学媒体主要是投影仪，它是一种通过直接在胶片上书写文字或将实物反射投影来展示教学内容的光学教学媒体。

光学教学媒体的作用特点包括：①可代替教学板，方便教学；②直观性强；③可展现事物发展变化过程；④亮度高，可在明室中放映。

缺点：①难以展示连续性画面；②高亮度照射学生易于视觉疲劳。使用时应注意：①投影胶片上的字应工整清楚，字体不宜过小；②内容应该精要概括，不宜过多；③与语言讲解有机结合；④给学生留有记录时间。

（二）音响教学媒体

音响教学媒体是以电声技术和设备为硬件基础，以录音教材为软件基础而构成的媒体系统，它们能将声音信号记录贮存。经过一定的处理加工后放大播出并进行空间传播。其中以录音媒体在护理教育中应用最多。

录音媒体的作用特点：①重现性强，可自行录制、长期保存、随时调用和重复播放；②具有一定的编辑能力，可进行剪辑、删除或增添信息。

缺点：录放音检索费时，不易准确定位。

其应用要求：①播放前，指明要点，提出问题，让学生带着问题听；②播放中，以静听为主，适当穿插讲解；③播放后，指导学生概括总结内容要点。

（三）声像教学媒体

声像教学媒体是指能将静止或活动的图像转化为视频信号和磁信号，并予以记录、传输、放大和播放的教学媒体。目前应用较多的是电视和录像。电视媒体是指以电视为宣传载体，进行信息传播的媒介或是平台。

优点：①信息传播及时；②传播画面直观易懂，形象生动；③传播覆盖面广，不受文化层次限制，但是受经济层次限制；④互动性强，观众可参与到节目中来。

缺点：线性传播，转瞬即逝，保存性差。

与电视不同，录像便于保存存放，并可根据需要反复重录，有利于学生重复学习，巩固学习效果。但制作成本高、制作技术较复杂。

（四）电子计算机

1. 计算机化教育

计算机化教育是现代教育与计算机技术有机结合的产物，主要包括计算机辅助教学和计算机管理教学两类。

（1）计算机辅助教学

计算机辅助教学是以计算机为工具，以学生与计算机的"人机对话"方式进行的教学。该教学法具有两个教学特点：一是交互性，即人机对话；二是个别性，即教师和学生通过计算机进行"一对一"交流。该教学系统由计算机、教师、学生、多媒体教材或教学信息等要素组成。教师主要负责开发教学课件，学生则通过运行课件进行学习。目前计算机辅助教学主要有多媒体教学、交互式多媒体教学、网络教学、高仿真模拟教学等几种类型。

计算机辅助教学的优点：①多媒体教学，速度快而清晰，避免大量板书，节省课堂授课时间，使讲课的内容更加流畅、紧凑；②将抽象、生涩、陌生的知识直观化、形象化，激发学生学习兴趣，调动其主动学习的积极性；③增大信息量，丰富了教学内容，拓宽了知识面，提高了教学效率；④使学生感受到学习的喜悦，寓学于乐，巩固教学内容。

缺点：①过于强调课件时，易忽略对教学方法的研究和选择，课件的制作费时费力，课件内容易出现华而不实；②以计算机为中心的教学，不能提供学生身心发展所需的其他非智力要素。

（2）计算机管理教学

计算机管理教学指的是利用计算机进行教学管理，直接为教育行政人员和教师服务。

2. 多媒体计算机技术

多媒体计算机技术是指通过计算机把文本、图形、图像、动画、音频、视频等多种媒体综合起来，使之建立逻辑连接，并对它们进行采样量化、编码压缩、编辑修改、存储传输和重建显示等处理，集成一个具有交互性系统的技术。

多媒体计算机辅助教学作为一种有效的现代教学手段已广泛应用于护理学的各个领域，尤其是多媒体课件，已广泛应用于护理教学中。多媒体课件主要是运用 Power Point

软件进行文本编辑，并利用一些计算机技术加入动画、视频、音频等资料进行实时播放，将教学内容形象、生动、直观地展现给学生，可显著提高教学效果。课件包括单机课件和网络课件两种类型，其中网络课件可通过计算机网络进行广域传播，达到教学资源共享。此外，该技术也逐步应用于模拟教学中，学生通过与装有虚拟现实技术系统的计算机或模型进行互动，来完成交互式模拟操作练习。如有的虚拟模型可通过语言、动画等指导学生进行 CPR 操作，并可以对按压的部位和深度，以及口对口人工呼吸效果等作出判断，最终反馈显示操作结果。

多媒体计算机技术的特点：①多样性：表现为信息媒体的多样性和媒体处理方式的多样性；②综合性：多媒体计算机技术的教学方式从视觉、听觉等角度，多方位地对学生进行知识的传授，同时综合多种媒体手段，更形象、直观、生动，激发学习兴趣；③交互性：可创造交互作用的教学环境，形成人机对话学习氛围，让学习者有强烈的真实感和参与感；④传播性：多媒体包含的声音、动态图像可通过网络高速度、大容量地向广域传播。

第四节　虚拟仿真技术在护理教学中的应用

虚拟仿真即虚拟现实，是一种采用现代高科技手段生成的视觉、听觉、触觉一体化的虚拟环境，用户借助设备操作虚拟对象，产生如同在真实环境中操作的感受和体验，具有感知性、交互性、构想性等特点。虚拟仿真技术能充分利用学生的视觉、听觉、触觉，让学生身临其境，给予学生全方位的学习体验，更利于全面、深刻地掌握相关知识，已逐渐被各医学领域广泛应用，如病理学、药理学、细胞遗传学、影像学、诊断学、外科学及护理学等。目前该技术在发达国家的护理教学中已经较为普及，而我国护理虚拟仿真技术起步相对较晚，20 世纪 90 年代才开始被应用。随着虚拟仿真技术的不断发展，逐渐引起了我国护理研究者的关注和重视。

一、虚拟仿真技术在护理教育中的应用现状

20 世纪 50 年代，发达国家教育领域引入了虚拟仿真技术，该技术起初应用于解剖学等学科，后逐步应用于护理学科。如今，很多国家已有多所高校创建虚拟教学课堂，虚拟仿真技术已广泛应用于学校教学和医院入职培训教学中。20 世纪 90 年代中期，虚拟仿真技术开始应用于我国护理教学领域。

（一）急危重症护理学教学

虚拟仿真技术在急危重症护理学教学中的应用较多，护理专业学生较少有机会在危急的情况下护理患者，而虚拟仿真技术可以提供训练场景。将护理专业学生作为教学对象，将该技术应用到急危重症护理学的教学过程中，有效提高了护理专业学生的学习兴趣，并

提升了其急救护理技术（心肺复苏、吸痰技术等）、评判性思维和自我效能。

（二）基础护理学教学

虚拟仿真技术在基础护理学教学中应用较多。1996 年美国纽约州立大学护理学院将虚拟仿真技术应用在静脉输液教学中，2018 年帕迪里亚（Padilha）等将虚拟仿真技术应用于临床基础护理教学中，发现试验组在教学的有效性、技术的易操作性和使用意愿上得到了良好的反馈。山西医科大学、河北联合大学也推广了虚拟仿真技术，均认为其能提高基础护理学的教学质量和教学效果。

（三）实验室教学

2000 年，美国堪萨斯大学护理学院和 Cerner 公司联合建立了虚拟护理病房，波尔图护理学院也正在开发虚拟仿真技术模拟器。2003 年，我国教育部开展了国家级虚拟仿真技术实验教学中心建设工作，当前已有一百多个虚拟仿真技术实验教学项目获批。2008 年，香港公开大学设立了虚拟仿真技术临床护理教育中心。2013 年，周芳利用临床中拍摄的各个角度的弥散性血管内凝血照片，构建了虚拟仿真技术系统，应用于护理专业学生的病理生理实验教学中。

二、护理教育在应用虚拟仿真技术中遇到的挑战

教师不仅要参与教学的全过程，同时要担任技术专家，负责虚拟环境、角色创建、教学日程安排等职责。虚拟仿真技术对教师的计算机水平有一定要求，教师需掌握虚拟教学操作方法，学会利用虚拟设备帮助学生学习，并针对学生的学习特征，进行个性化的调整。虚拟患者不能代替真实的患者，过分依赖虚拟仿真技术易忽视学生人际沟通能力的培养；对于会给患者带来不适感的操作，系统仅能提示操作要点，不能使学生真正体会到患者的真实痛苦，缺少了必要的人文关怀。一些用户在使用虚拟仿真技术时出现晕动病，主要是由于内耳前庭神经功能暂时失常，轻者发生头晕、恶心、烦闷等症状，重者出现出冷汗、呕吐，甚至晕倒等症状。其中，女学生比男学生更易受到影响，摘掉眼镜的使用者可能出现更严重的头晕。虚拟仿真技术教学工作的开展需大量的资金支持，包括设备的购买、维护费用、新程序的编辑、更新以及仿真场景的开发等，资金投入是虚拟仿真技术开展的另一阻碍。

三、更好地应用虚拟仿真技术的对策

建议高校与虚拟仿真技术相关企业加强交流。由企业对教师进行培训，帮助教师掌握使用方法；具有高级编程技能的专家与护理教师或护士合作开发符合学生培养要求和临床需求的产品，护理教师提供各类教学图片、视频，为程序的设置增加素材，同时告知教学需求，保证虚拟仿真技术的可持续发展；加强护理教师对虚拟仿真技术的重视，主动引进

先进技术，进行教学改革。对于护理专业学生来说，学习人际沟通的技巧十分重要，建议在虚拟仿真技术中增加人际沟通模块，并保证临床实习时间，在实践中巩固人际沟通的技巧。虚拟仿真技术是新兴的教学方式，师生之间需加强沟通，如定期召开讨论会，通过反馈不断改进，促进学生综合素质的提高。研究显示，头戴式设备的使用时间越长，晕动病的发生率越高，建议限制虚拟仿真设备的使用时间。同时，护理教师应积极争取院校领导和相关部门的支持。

当前研究成果肯定了虚拟仿真技术的优势，认为其是护理教育的有效教学方法。虚拟仿真技术已广泛运用于急危重症护理学、基础护理学和实验室教学中，有助于激发护理专业学生的学习兴趣和主动性，提升护理专业学生的理论知识及操作技能，培养护理专业学生的创新能力和临床思维能力，减少护理不良事件的发生。未来，护理教育的研究者还需要进一步探索，包括在虚拟仿真设备中增加人际沟通能力的训练、在机构间进行资源共享、验证虚拟仿真技术的有效性等。

第五节 线上线下混合教学模式在护理教学中的应用

护理学是一门对医学生实践能力和操作能力要求很高的医学学科。将护理专业学生培养成一名具有较高素质和创新能力的临床一线护士，需要对其进行长期严格的临床实践训练。因此在护理教学中，教师可以借助现代信息技术的发展，融合情景教学模拟和OSCE（客观结构化临床考试）教学方法，对学生进行线上线下融合式教学，有效地将护理实践和基础教学理论结合。此教学模式可以更好地激发学生的学习兴趣，提高其学习效率，有效地实现课程教学目标，提高教育教学质量。

一、坚持以问题为导向，提高教育教学质量

（一）设置护患沟通案例，利用课程思政推动课堂教学改革

立德树人是教育立身之本。在临床护理教学中，应该充分挖掘专业课程中蕴含的思政元素，把社会主义核心价值观、中华民族伟大复兴梦融入护理专业课程教学中，同时通过设置护患沟通案例，激励学生自觉把个人的理想追求与国家兴亡紧密结合在一起。在实际教学中，通过采用情景模拟教学方法，利用标准化病人模拟患者，把学生轻松带入真实的护患情景中。在案例教学中，通过设置护患沟通问题，让学生在病史采集的过程中树立正确的世界观、人生观和价值观，培养学生的爱伤观念，从而促其自觉将人文理念融入护理实践中，优化护理服务，改善护患关系，实现以人为本的健康照护。此外，教师在情景模

拟过程中，采用引导性反馈，培养学生的批判性思维，帮助学生深刻认识人文关怀理念，培养学生的职业道德和职业情感。

（二）融入真实临床案例，解决学生临床思维欠缺的问题

在护理专业课程教学中融入临床案例，有助于增强教学的吸引力，培养学生的临床思维能力。为避免教学案例脱离临床实际、主题不够突出临床护理教学案例应由附属教学医院临床护理领域专家或"双师型"专任教师根据真实案例进行改编、修改与审核，最终形成贴合临床实际的规范化教学案例集，用于培养学生的临床思维与实践能力，适应临床护理教学的需要。此外，在实际教学中，教师可以根据实际教学情况，有选择性地采用团队式情境模拟教学，学生可以扮演案例中的医生、护士、家属角色，患者则可以由 SP 扮演，"患者"可能会同时出现多个待解决的问题，"护士"需要综合运用所学过的多种知识解决问题，不再是单一地、机械性地完成某个操作，而是由多人配合完成，将"碎片化"的单一知识合并成连贯、完整的系统。这样不仅可以增强学生对相关学科知识的综合应用能力，而且能够提高学生的临床思维能力、团队合作能力、组织协调能力。

（三）采用情景模拟教学，解决学生课堂参与度不高的问题

传统护理教学的主要教学方法是灌输式教学和"填鸭式"教学，学生大多处于被动接受知识的状态，课堂参与度不强，师生间缺乏有效沟通。情景模拟教学方法是在传统护理教学基础上创新而成的一种方法，通过情景创设、学生角色扮演以及模拟案例分析的方式，实现教学理念的转变，即以教师为中心转变为以学生为中心，在增强学生课堂参与度的同时，培养学生的思维分析与实践操作能力，从而提高教学质量，实现护理人才的高效培养。在课程教学中，专业教师可以通过创设各系统常见病、多发病临床情景，采用 SP 病人或借助医教云 OSCE 线上平台，使学生快速进入临床模拟情景中，积极参与教学活动，增强师生互动，提高学生的学习热情和学习效率。

二、坚持以学生为中心，凸显课程教学的创新点

（一）坚持以学生为主体，贯彻落实"互联网+"教学新理念

在护理临床教学中，应一直坚持以学生为主体的教学理念，前期通过发布国家精品课堂线上资源与课前预习作业，为学生创造自主学习的环境，培养学生课前预习的习惯，让学生善于自我发现问题、提出问题。此外，通过医教云 OSCE 线上平台，结合情境模拟教学，融护理专业知识、临床案例实践及思政内容于一体，引导学生在探索的过程中解决问题，让学生回归主体角色，以学生为主体，培养学生的创新意识和创新能力。

（二）结合时事热点，探索课程思政新路径

在临床护理教学中，必须将课程思政贯穿教育教学全过程，结合《"健康中国

2030"规划纲要》、医保参保时事热点,增加护患沟通案例,融入新冠肺炎疫情防控相关知识,有机融入思想政治教育元素,有序推进课程思政建设,引导学生将个人发展与社会及国家发展相结合,将所学知识与技能转化为内在素养,培养具有创业能力和创新精神的社会主义可靠接班人和合格建设者。

(三)开展情景案例教学,开启护理程序运用新篇章

在教学过程中,强调学生对知识的主动深入探寻。教师作为学生学习的指导者与启发者,基于医教云 OSCE 线上平台,结合临床案例创设任务情景,营造类似真实的临床情景,围绕内科护理学课程内容以及人文素养、护理技能、临床思维模拟实训课程内容等设立临床护理程序,以学生为主体,确保从信息资料收集、护理计划制订、实施内容整合到教学评价均由学生具体负责,构建有助于学生充分发挥潜能的宽松学习环境,激发学生对专业课程的学习兴趣,使其获得接近真实的工作体验,尽快与未来护理工作接轨。

三、推进信息技术的融合,改革教育教学培养模式

(一)运用国家精品课堂在线资源,激发学生主观能动性

灵活多样的线上线下融合式教学活动能够充分激发学生的主观能动性,提高教学质量,有助于取得良好的教学效果。目前,护理教学应该以"学"为核心开展线上教学活动,前期可以运用中国大学 MOOC(慕课)国家精品课堂相关资源,引导学生进行有效的课前预习,培养学生的自主学习意识,从而改变传统的学习模式——由"先教后学"慢慢过渡为"先学后教",突出学生的主体作用,培养学生独立思考和主动获取知识的能力。此外,运用医教云 OSCE 教学平台,能够极大提升学生的学习兴趣,锻炼学生的评判性思维,有效补充线下教学的不足。为了保证课前预习效果的最大化,采取有效的检测方法和检测手段是必不可少的。因此,围绕授课内容,授课教师会提前发布相应的课前测验题,帮助学生自我检测预习效果,了解自己对本章节内容的掌握情况,发现薄弱环节,从而根据学生反馈,有计划地进行针对性讲解,提升教学质量。

(二)借助医教云 OSCE 平台,开展临床教学与学习效果评价

目前,传统的临床教学模式和考核方式单纯注重护理学专业学生的理论知识学习和护理技能操作,轻视对临床实践技能综合能力及临床思维分析能力的培养,未能反映护理教育对护生综合能力和素质的要求。虽然 PDCA(Plan,Do,Check 和 Act)教学模式,取得了良好的教学效果,但在实际应用过程中,大多存在一定的缺陷和不足。因此,探索与构建新型临床实践教学模式,改进教学效果评价方式,开展临床教学改革,成为教研人员重要的研究方向。

客观结构化临床考试(Objective Structured Clinical Examination,OSCE)是通过

模拟各种临床常见场景来检测医学、护理学等专业学生的临床实践能力，已被广泛运用于医学生临床能力的评价中。它能够让学生主动参与、全身心投入学习，是公认的最有效的临床实践训练及实务评价方式。目前，该模式主要用于医学临床课程考核和毕业考核中。实际上，OSCE 在医学教育中的应用是多方面的，如教学评估、临床教学和学习效果评价。近年来，国内一些护理院校已经开始尝试将 OSCE 应用于某些专业课程教学中。研究结果表明，基于 OSCE 理念的教学模式改革在学生临床能力培养方面能够取得较为理想的效果。同时，经过不断完善，OSCE 已逐渐成为最为有效的护理学专业学生临床能力评价工具以及提高其临床能力的教学工具。因此，为了实现创新型、实用型护理人才培养目标，将 OSCE 理念应用于护理专业临床实践教学将是临床护理教学改革的大方向。此外，随着信息技术的发展，可以借助医教云 OSCE 平台，通过模拟情境以及全信息化流程控制系统等技术手段，结合临床案例创设任务情景，营造类似真实的临床情景，同时可以在 SP 身上做相关体格检查学习，最大限度地模拟真实临床接诊环境及相关常见病例。因此，在专业课程教育教学、实践技能训练以及学习效果评价的过程中，教师可以公正、客观地评价护理学专业学生的临床实践技能，提高其日后顺利进入临床一线工作的能力。在护理教学中，学生可以在线预约实践练习，通过录屏或回看操作视频，发现实践练习中存在的不足。

在线上线下混合式临床护理教学中，融合情景模拟和 OSCE 教学方法，以护理程序为核心，通过创设真实的临床护理工作情景，引导学生进行角色扮演，再现临床事件的发生、发展过程。随着现代信息通信技术的发展，移动通信设备、教学类应用软件等广泛普及，多种教学信息平台如爱课堂、网易公开课、中国大学 MOOC 等的诞生，为线上线下融合式教学奠定了坚实的硬件与软件基础。此教学模式可以有效地培养学生的临床思维，提高学生的临床操作技能，起到课程示范、导向和辐射带动的作用，具有较强的推广价值和借鉴意义。

第五章 临床护理教学研究

临床教学是护理学领域中的重要组成部分，是使护理学专业学生获得专业护士证书所必需的基本知识、基本技能、职业态度和职业信念的重要途径和方法。通过临床教学，护理学生将课堂上所学到的理论知识应用到临床护理患者的实践中，提高其发现问题、分析问题和解决问题的能力，并使各种基础技术操作和专科操作技能得到熟练和发展，而且为形成正确的价值观奠定基础。随着现代医学模式的转变，整个社会对护理工作者的综合素质要求越来越高，不仅要有熟练的技能，还要有崇高的人文主义情怀。因此临床护理教学必须具备明确的教学目标、理想的教学环境、雄厚的师资力量、灵活多样的教学方法及科学客观的评价方法，为向社会输送优秀的护理人才奠定基础。

第一节 临床护理教学相关理论解析

医学是一门实践性很强的科学，培养合格的医学人才，离不开第一线的临床教学。临床教学的重点强调理论与实践相结合。它是课堂教学的延续和补充，是培养高质量护理人才的重要保证。临床教学质量是衡量高等护理教育的重要标准。

一、临床护理教学的内涵

"临床"（clinic）由希腊语 klinikos 演变而来，"附属在床边"之意。随着社会的发展与进步，人们对健康的要求越来越高，临床已经不能局限于"床边"之意，包括医院、社区、家庭、养老院、幼儿园及其他健康服务场所。

临床护理教学是运用多样的教学方法，借助一定的教学工具，在特定的教学环境下将护理学理论知识灌输给学生，并用于指导其临床实践工作，最后使学生达到自己动手进行临床操作的能力。解决患者实际健康问题，处理临床上医护、护患以及护士与患者家属之间的关系，是护理学生从学校到临床的必经路程。临床护理教学的成败直接影响向临床输送护士的质量，影响护理学生对今后护理工作的热爱程度及护理学生处理问题的思维模式。临床护理教学有广义和狭义之分，广义的临床护理教学包括临床护理知识的理论讲授和临床实践，而狭义的临床护理教学只包括临床实践。本章我们讲授的是狭义的临床护理教学。

临床护理教学重点在于理论联系实际。护理学生可以把学习到的理论知识应用于实践，在临床实践中检验自己、提高自己处理临床问题的能力，同时，还可以从丰富的临床实践中发展理论知识，形成护理科研思维，使理论知识和技能得到新的发展，形成良性循环，推动护理事业的发展。

二、临床护理教学的内容及重要性

（一）教学内容

临床护理教学内容多样化，有益于提高护理学生的综合素质。

1. 基础知识、基本理论与基本技能

"三基"是护理工作最基本也是最核心的部分，只有掌握最基本的知识，才能向更高层次发展。而且要掌握第一手的资料，把最新、最前沿的知识传授给护理学生。

2. 解决临床出现的问题

临床上出现的事情没有预兆，出现的问题千奇百怪，出现的案例变化多样，临床护理教学通过临床见习、毕业实习等亲身的临床实践，使学生自觉地学习，提高处理临床问题的能力。

（二）重要性

临床护理教学是护理学生将学到的理论知识应用于实践的过程。同时，通过临床实践巩固所学的知识，深化所学的理论，训练所学的技能。可谓学以致用、用以促学、学用相长，在实践中提高自己，具备独立工作的能力。临床护理教学为学生创造现实的教学环境，加强学生对突发事件的应对能力，积累应对紧急措施的经验，为今后走上护理工作岗位奠定扎实的基础。

随着"生物—心理—社会"医学模式的发展，护理学生必须通过临床实践，掌握沟通的技巧，妥善处理医护、护患、护士与患者家属及护士与其他相关人员的关系，更好地适应临床工作的需要。通过护理实践教学，培养学生良好的职业道德、高度的责任心和自豪感，这是医疗卫生事业发展的需要，是高质量护理人才输送的保证，是衡量高等护理教育的标准。临床实践与护理教学相辅相成，共同促进护理事业的发展。

三、临床护理教学的特点

临床护理教学是课堂教学的延续和补充，但是在教学环境、教学组织、教学内容、教学方法、师生关系、效果评价等方面与课堂教学有显著的差异。

（一）教学环境的复杂性

临床护理教学是在非常复杂的环境中进行的。首先是物理环境，包括医院的结构、设施、护理学生实习的场所等；其次是人文环境，由很多不同角色的人群组成的复杂的人际关系，这些人群包括临床护理教师、临床护士、其他专业人员、护理服务对象、其他实习学生；此外，还受到医院规模、空间结构等自然环境影响。护理学生实习时要轮转不同科室，接触新的环境，因此，护理教师要综合考虑临床教学环境对学生的影响，保证教学任务顺利完成。

（二）教学组织的机动性

护理服务对象是临床教学的重要来源之一。由于服务对象进入教学的环境是随机的，其病情变化较快，难以控制，且受其情绪变化的影响，临床教学组织起来相对困难。所以临床护理教学要根据临床的机动性特点做好"四备"，即备内容、备方法、备对象和备教具。尽量做到目的明确，方法正确，内容鲜明，思路清晰，重点突出。

（三）教学内容的多元化

临床护理教学是临床护理学生社会化的过程，这决定了临床护理教学不仅是单纯的指导学生，还要使学生把学习到的理论知识应用于实践。学生综合能力的培养，比如实践能力、心理素质、团队意识等和人文素质教育比如哲理教育、法律教育、伦理道德教育同样重要。

（四）教学方法的多样性

临床教学环境的复杂性、教学组织的机动性和教学内容的多元化，决定了临床教学方法的多样性。除了使用课堂教学方法如讲授法、演示法、讨论法以外，还要采用经验教学法、临床护理教学查房、专题讨论会、以问题为基础的教学方法等。在临床护理教学过程中，应根据实际情况，综合运用各种教学方法，以利于学生更好地应用理论指导实践。

（五）师生关系的和谐性

临床护理教学中，师生每天在一起学习、工作，可以增进彼此的了解，建立融洽的氛围。一方面，教师在临床护理工作过程中能根据学生的实际情况做出针对性指导；另一方面，学生也可在临床工作过程中随时调整自己，使自己更好地独立完成各项护理工作，更快地适应护理工作岗位。当然，教师应重视师生关系的和谐性，一旦师生关系破裂，将严重影响护理教学效果。

（六）教学评价的实效性

临床护理教学的评价包括对学生整个临床实习结束的终末评价、单个临床科室实习结束的出科评价，以及处理某个临床问题的即时评价。其内容不仅包括对某项临床护理操作的评价，还包括对学生的整个临床实习过程中的表现、处理问题的能力以及为护理对象提供护理服务能力等的过程评价，护理教学评价的及时性和准确性对临床护理教学有着非常重要的意义。

四、教学原则

临床护理教学原则是根据临床护理教学的特点，逐步形成的一套教学原则体系。它遵循一般的教学原则，又具有其独特的专业教学特点。正确理解和执行临床护理教学原则，是提高临床护理教学质量的有效保证，是临床护理教学成功的根本前提。

（一）科学性与思想性相结合原则

临床护理教学的科学性是指临床护理教学内容必须是正确的，能反映事物客观发展规律的，能反映当前先进思想水平的科学知识，而且其教育手段、教学方法、教学组织形式也应该是科学的。思想性是指临床护理教学必须坚持正确的政治方向，在教学内容的安排上结合临床护理教学实践，进行辩证唯物主义道德品质教育，包含教学内容的思想性、教育者本人的思想性以及教学组织形式、教学方法的思想性等。

科学性与思想性相结合是用科学知识武装学生的头脑，结合本专业知识教学，做到有的放矢，提高学生的知识水平及综合素质。临床护理教学必须是科学性与思想性有机结合，才能符合教育的目的，才能符合我国护理教育的方向，才能符合临床护理的教学特点。

在科学性和思想性结合过程中，科学性是前提，没有科学的理论与实践，就不会形成正确的思想体系，必然会影响学生处理临床现实问题时的逻辑思维，而思想性是内在属性和根本保证，错误的观点和思维不可能形成正确的理论体系，更不可能用于指导临床护理实践。在临床护理教学过程中，必须将科学性和思想性结合起来，这是临床教师应具备的品格，可以提升教师人格魅力，临床教师以身作则，言传身教，感染学生，对学生产生潜移默化的影响，使学生自觉遵循科学的权威性，保持思想的端正性，形成正确的世界观和方法论。

（二）理论与实践相结合原则

理论与实际相结合原则是临床护理教学的基本原则。临床护理是一门理论性与实践性都非常强的学科，巧妙地将理论与实践结合，不仅可以提高学生的独立动手能力，更有助于学生自我行为的完善。

1. 以理论为主导，发挥科学知识本身的教育力量

临床护理教学首先要使学生掌握科学的理论知识。在临床护理教学过程中，教师要以睿智的眼光分析教材内容，准确无误地阐述教学内容，生动形象地演绎课堂教学，发挥护理学知识本身的魅力，使学生对护理学的基本理论、基本知识产生浓厚的兴趣。

2. 理论结合实际，理论指导实践

临床护理教学是将护理学理论知识应用于临床实践的过程。临床见习是尽早地将护理学理论知识向临床实践过渡的重要手段，而毕业实习是将学习到的理论知识应用于临床实践，指导临床实践。

3. 实践检验理论，二者相辅相成

在临床护理实践过程中，理论指导实践，实践验证理论。临床实践可以巩固学生所学的理论知识，检验理论知识。理论与实践结合，培养学生动手能力以及独立处理问题的能力。学生在解决临床上各种问题的同时又回归理论知识，验证理论知识，使护理学理论知识不断提升、不断更新，相互影响，相互促进。

（三）道德行为导向原则

临床护理教学活动是学生从课堂步入社会的过渡阶段，在临床护理教学过程中，养成学生独立分析问题、解决问题的能力和科学的思维模式，培养学生独立工作的能力，为以后步入社会打下坚实的基础。此外，临床教学环境复杂多变，其服务对象主要是患者，教师应以身作则，指导学生锻炼扎实的基本功，树立整体护理思想，严格遵守职业道德规范，以严谨的科学态度、强烈的责任感，竭诚服务于患者。这样，才能取得患者的信任，建立良好的护患关系。总之，临床护理教学必须将临床实践与职业道德培养结合起来，提升学生基本素质，培养德才兼备的护理人才，为提升护理人员总体质量打下坚实基础。

（四）教学形式直观性原则

临床护理教学的主要场所在医院、社区以及其他医疗服务机构，主要的学习途径为临床观察、教师指导、亲身实践、效果反馈等，这种特殊的学习环境和氛围，使教学形式具有多样性、具体性和生动性的特点。学生从广泛的、直观的临床实践和社会实践中，充分发挥自身潜能，调动积极性，增强学习兴趣，激发好奇心，启发创造力和科研能力。因此，教师在临床护理教学过程中，结合临床实际情况，采取丰富多样的教学手段和方法，让学生在直观的教学中获得真实的体验，提升学生的动手能力和思考能力，培养学生独立解决临床问题的能力。

（五）教学过程的综合性原则

临床护理活动的对象是现实中的人，护理活动的目的就是帮助人类恢复健康、预防疾病。而人是由生理、心理、社会、精神和文化等要素组成的统一整体，这就决定了护理活动必须掌握理论知识和操作技能，还必须了解人类心理学、社会学、人文科学等相关学科知识。临床护理教学过程中，加强相关学科之间的联系，各门学科综合运用，各种护理问题综合分析，才能更好地解决护理活动中出现的问题。

（六）教学与科研相结合原则

随着护理学科的发展，护理专业的学习已经不局限于护理学书本知识和临床护理实践，护理科研的发展将成为引领护理学发展的趋势，因此，护理教学与科研相结合至关重要。护理教学与科研相结合是把护理科研引进护理教学，使学生学习护理知识、进行临床实践的同时，接受系统的科研训练，掌握基本的护理科研方法，养成良好的科学精神和科学态度，培养学生严谨的科研思维。

科学研究可以丰富教学的内容、提升护理教学的高度、传播最新知识，因此，教师的科研能力及科研素养对于临床护理教学是非常重要的。临床护理教师必须进行科学研究，掌握最前沿的科学方法，这样才能用新的理论填充教学内容，新的见解解决教学问题，新的思维丰富学生头脑，并且在科学研究方法上给学生以恰当的指导。学生应结合教学内容参与实习调查和科研训练，培养科研思维，为成为优秀护理人才而努力。

五、组织领导

临床护理教学的组织领导是一项复杂而严肃的工作，是护理教学中的重要环节。临床护理教学是护理学生从课堂步入社会的第一步，是理论联系实际向独立工作的过渡阶段，是将知识转化为行为和能力的关键时期，是获得从事护理专业所必需的态度和行为的过程，是学生实现角色转变的重要阶段。因此，必须加强临床护理教学组织领导工作，进行周密的计划、严密的组织、科学的领导，才能保证临床护理教学顺利进行。

（一）建立临床护理教学管理网络

为了保证教学任务的顺利完成，必须建立健全的科学的教学管理系统，领导和实施教学的全部工作，这是教学工作顺利完成的组织保证。

1. 组成

临床护理教学的管理网络应由校领导、护理学院、护理部等领导共同组成，护理教学管理系统成立后，各个机构内人员各司其职，共同完成教学管理任务。

2. 协调性

临床护理教学工作具有统一性、持续性、系统性和自我检查性。随着护理工作的进展，逐步健全护理教学管理网络，明确管理系统的职责，协调管理系统内部的关系，在实践中检验系统的实效性，这是一个连续不断的过程。在校期间，加强对学生的"三基"（基本知识、基本理论、基本技能）培养；到了医院，重点是理论知识应用于临床实践中，学生的临床见习和毕业实习是医院工作的重要任务之一。因此，为了顺利完成教学任务，保证教学质量的提高，培养高质量的毕业生，必须完善教学管理系统，领导组织和实施教学的全部工作，保证教学管理任务的顺利完成。

3. 运行模式

护理学院、实习医院护理部等领导机构必须把护理教学纳入各部门的重要议程，可以互派成员参加对方的教学管理活动，定期研究教学工作，制订教学计划并组织实施，最后进行效果评价，把评价结果重新应用于指导临床教学管理，不断提高教学质量，共同管理教学。

临床护理教学管理系统组成后，由学校及实习医院护理部负责教学的人员共同挑选并聘任具有理论水平扎实、教学经验丰富、教学态度严谨、管理水平过硬、素质良好的护理人员组成教学委员会，共同研究、布置、检查和总结教学工作，按计划完成教学过程中的全部工作。实习科室成立教学小组，共同管理学生的教学、思想、生活等各个方面的工作。

选择科研能力强、善于运用科研思维的护士组成护理论文指导小组，指导临床护理学生毕业论文的撰写工作，提高学生科研能力，实现全面培养目标。

（二）落实临床护理教学管理网络的任务

认真贯彻落实临床护理教学管理任务，使临床带教工作有条不紊地进行，提高护理临床教学质量，培养优质护理人员，保证教学任务顺利完成。

1. 医学院校的任务

对于"院系合一"管理体制的医学院校来说，它负责领导、组织、管理和实施教学过程的全部工作，制订护理学专业教学计划，具体安排临床教学事宜。

建立教学联系和检查制度，医学院校领导与护理部、临床带教科室之间紧密联系，有问题随时沟通，定期开座谈会，掌握学生的实习情况和思想动态，随时调整实习计划。临床教学检查制度是指教学管理部门定期组织召开实习科室护士长、临床教学组长、临床带教老师及实习生组长座谈会，掌握实习进度，了解带教老师对学生的反应及实习生思想动态，以便改进教学方法，提高教学质量。临床教学检查制度是保证实习计划顺利实施的重要步骤，根据教学计划要求，教学管理部门组织有关人员定期到实习科室检查教学任务完成情况。

检查内容主要包括以下几方面：①深入临床，向护理人员了解教学中的具体事宜，全面检查教学任务落实情况；对学生进行理论考核和技能考核，了解学生对实习科室常见疾病的了解程度及操作技能的掌握情况，并记录成绩。②定期或不定期的抽查教师，进行护理查房、业务讲座，并根据查房、讲座的内容、形式、方法及效果给予评价。③对带教老师建立教学评估制度，制订评估指标。学生出科时不记名填写教学制度评估表，了解学生对教师水平、职业素养、带领操作、讲解分析等方面的评估，并征求教学改进意见。④实习结束时，及时认真全面地总结教学程序，以书面形式整理分析，肯定成绩，找出不足。对好人好事、好方法、好经验、有创新教学的带教老师，给予表扬和奖励；对于不重视临床教学工作的或者不称职的带教老师，给予适当的批评，情节严重者终止教学。奖惩结果录入教师考核档案，作为衡量教学的业绩之一，同时列为晋级的参考凭据。

学生进入临床实习前学校对其进行岗前教育，使学生了解并遵守医院的规章制度、注意事项，明确临床实习重要性，加强学生自我管理能力，杜绝差错事件的发生。向学生发放实习手册，要求学生认真完成手册内容，加强对轮转科室疾病掌握和护理程序的了解，为今后步入社会奠定基础。善于运用人本原理，强化奖励机制，完善奖惩措施，激发带教老师工作的积极性与创造性。

2. 实习医院的任务

1）医学院校下达实习计划后，实习医院领导要在各种会议上反复强调医院的职责和临床护理教学的重要性。

2）护理部召开护士长会议，将学生实习计划和科室轮转情况下发各个实习科室，落实临床教学任务，提出具体要求，使全院护理人员都能重视临床护理教学工作的重要性，并做到全员参与临床教学工作。

3）对承担实习的临床科室实行院级、科级两级管理，管理人员各司其职，共同负责教学工作。医院教学委员会负责安排、检查，科室负责落实教学计划。

4）为有利于教学，更好地服务于患者，院领导应加强医院科学化管理，为学生创造良好和谐的学习环境。

5）学生到医院时，向其全面介绍医院的规章制度、科室轮转情况及对实习的要求和生活的管理等，使学生自觉遵守医院的安排，顺利完成实习任务。

6）为高质量地完成临床教学任务，应建立教学检查制度，每月1次小检查，每年2～3次大检查，发现问题，及时纠正。

3. 实习科室的任务

实习科室由科主任、护士长及有丰富教学经验的主管护师职称以上的人员共同组成教学管理小组，负责组织实施临床实习计划。

1）根据实习大纲要求，积极做好科内准备工作，迎接实习生。护理人员要发扬南丁格尔奉献精神，严于律己，以身作则，科室以带教老师为主体，发挥群体带教效应，做到护理教学人人有责，从思想上做好教学的一切准备，为培养优秀护理人才做贡献。

2）依据实习大纲要求，制订本科室切实可行的教学计划。对于常规的护理操作应指导学生自己动手执行，带教老师做到放手不放眼；对于科室内特殊疾病的检查、治疗及护理技术操作，应鼓励学生参与或者做一些辅助性的工作，充分调动学生的积极性。

3）做好病区整顿工作，使各项工作制度化、规范化、条理化，以标准化的工作行为影响学生，要求学生按照规章制度办事。在物品、仪器和学习环境方面为学生创造条件。

4）积极做好患者的思想工作并向患者宣传，使其认识到配合教学工作是医院承担的任务，是每个人的责任，从而积极配合教学。同时要求学生要有爱伤观念，对患者负责。

5）临床护理带教工作是等级医院评审标准中要求的，等级医院评审标准及细则实际上是一套标准的、科学的护理模式，是指导各级各类医院护理工作的行为规范。根据等级医院的要求，二级以上的医院都要承担护理专业临床带教的任务，临床教师在毕业实习中对学生起着表率作用，这要求临床教师要有神圣的使命感、敬业精神、丰富的知识、精湛的技术以及很强的科研能力，保证教学任务的完成，提高教学质量。

（三）加强对实习生的管理

临床护理实习是护理学生从学校到医院，从课堂到病房，从理论知识到临床护理实践的转变过程，其学习环境、学习对象、学习方法都发生了很大变化，所以必须加强对学生的管理，掌握学生的情况，有针对性地做好思想工作，保证临床教学任务顺利完成。

1. 完善学生的基本技能管理

通过临床护理实践，学生能够达到：

1）掌握基本的护理技术操作及专科护理技术，熟悉常用临床医疗设备的使用方法。

2）能综合运用基础医学知识、护理专业知识、社会人文知识及其他相关学科知识，为患者提供整体护理。

3）提高专业技术水平，养成符合专业要求的职业行为，树立以人为本的服务理念。

4）提高学生的人际交往能力、自我管理能力、临床护理能力等，同时要求学生具备基本的社区护理能力、护理管理能力、护理教育能力以及科研创新能力。

2. 加强学生的素质教育

素质教学是指一种以提高受教育者诸方面素质为目标的教育模式。它重视人的思想道德素质、能力培养、个性发展、身体健康和心理健康教育。护理学作为一门为人类健康服务的综合性应用学科，更要求学生在政治思想、职业道德、科学知识、身心健康、操作技能、科研创新等方面具备较高的素质。

（1）培养学生的职业情感

学生的医德信念、医德品质决定着对本职工作和服务对象的根本态度。临床实习期间，寓教育于服务之中，培养学生热爱护理事业、关爱患者、强烈的工作责任心和慎独精神。创造学生与患者交流的机会，积极为学生创造良好的护德修养环境，鼓励学生在临床实践中锻炼自己的意志。

（2）贯彻行为规范教育

严格要求学生遵守医院的规章制度，遵守大学生和实习护士守则。学生实习前，应学习并掌握医院管理条例和规章制度；实习过程中，应严格遵守制度要求，建立一套监督、检查、审核制度，对于违反实习要求者，实习单位有权终止其实习，并按学籍管理进行处理；实习结束出科时，对学生进行客观的、实事求是的点评，要求学生在今后学习工作中不断完善自己。

（3）培养学生的责任心

护理工作对于人类健康肩负着巨大的社会责任，关系着患者的生命安全，牵系着千家万户，所以学生必须通过临床实践不断提升自我，养成严谨的工作态度、高度的责任感和神圣的使命感。

（4）培养学生科研创新意识

在解决临床问题时，鼓励学生发表不同意见，培养多种思路解决问题的能力，激发学生的创造性思维，对于同一件事情提出不同的解决途径，培养创新意识。指导学生不仅能借助外部力量获得科研创新能力的培养，也必须有意识地从各个方面把握机会，自觉地提高自己的科研创新能力。

3. 强化学生的特殊素质要求

（1）护士的语言

俗话说"好言一句暖三冬，恶语一句碎心寒"。语言是心灵的窗户，好的语言可以改善患者的心情，缓和患者的情绪。因此，护士说话要和气、文雅、谦逊，并指导学生以轻松幽默的话语与患者交谈，消除患者的不良情绪，建立良好护患关系，鼓励患者积极主动参与治疗和护理。

（2）护士的作风

护士的作风要正派，做事诚实守信，做到慎独修养，使学生受到潜移默化的影响，自觉要求自己，严格遵守职业道德规范，工作严肃认真，以实际行动取得患者的信赖，使患者放心，家属安心，保证护理职业的尊严。

（3）护士的态度

护士的态度要诚恳温和，面带微笑，指导学生与患者建立良好关系，想患者所想，急患者所急，帮患者所需，解患者之苦，取得患者信任，增强康复信心。

（4）护士的业务

指导学生作为一个称职的护士必需熟练掌握各项技术操作规范，努力钻研，精益求精，操作要稳、准、轻、快、安全、可靠，并且要有指导、宣传和教育患者的能力。

（四）完善对学生临床护理能力的评价

1. 评价范围及内容

临床护理能力是应用所学的知识解决临床护理问题的能力，是对于知识的理解和应用，其范围包括临床技能、态度和科研能力。临床技能又分为基础能力和专科能力两种。基础能力包括评判性思维、信息利用能力、沟通能力、分析和解决问题的能力、决策能力、自主学习的能力等。

另外，由于护理职业的岗位不同，要求护理人员具备不同岗位的专科能力，而基础能力具备可迁移性，适用于护理工作的各个岗位。因此，对学生临床护理能力的评价，要进行专科技能考核和基础能力的综合考核。

学生临床护理能力的评价贯穿于护理教育过程的始终，学校往往将其分为几个关键的阶段进行评价，根据不同阶段的特点，确定相应的评价内容。

（1）课堂教学中护理操作技能的达标考核

这是对学生的护理操作技能进行形成性评价的阶段，在最初的课堂教学中，对每一项技能进行达标考核，使学生规范操作，为进一步提高操作技能打好基础。

（2）实习前强化训练及技能考核

学生进入临床实习前进行强化训练和技能考核，可以使其重温由于时间的推移而变得生疏的操作技能，减少畏惧行为，增强学生进入临床工作的信心。此外，经过考核，可以及时发现学生在护理操作中存在的问题，进行针对性的指导，减少实习中的差错事故，以较快地适应临床护理工作。

（3）实习过程中的出科考核

临床实习是课堂教学的延续和补充，使学生提升综合能力，更好地适应护理工作服务。出科考核一般安排在各科室实习的最后一周进行，是对学生的评判性思维、基础知识、基本技能、沟通能力、评估能力等进行综合评价的过程。

（4）毕业综合考核

学生毕业前，对学生进行全面的护理技能考核，以整体护理的方式进行考核，包括基础知识、临床护理能力以及专业态度融为一体的综合考核，旨在对学生的专业理论水平、沟通能力、分析判断能力、解决问题能力、操作能力、书写能力等方面做综合评价。

2. 评价方法

临床护理能力评价的方法主要有观察法、考核法和综合评定法。

（1）观察法

观察法是通过对学生的临床护理行为的表现做出评价，包括学生的临床护理能力、人际关系、工作态度等。一般由教学管理部门设计好观察项目及评分标准，由学生所在科室护士长、带教老师以及科室中其他护士负责实施。观察法具有其独特的作用，如对学生的政治思想、职业道德品质和职业态度的评价，需要经过较长时间的观察才可做出较为准确的判断。另外，观察法能客观地、经常地观察学生的护理行为，随时检查学生临床技能的掌握情况，及时纠正不足，促进其改进，而且获得的结果更可靠。

（2）考核法

考核法分为床边考核法和模拟考核法。

床边考核法是临床护理技能考核常用的方法，一般由考核组指定临床病例，学生按要求完成护理项目，由主考人按照考试大纲的要求提问，然后根据考生的操作和回答情况打分。床边考核法的优点：主考人可以当场观察学生的临床护理操作技能，可以灵活地运用患者的实际问题检验学生的临床思维能力。其缺点是病例选择有一定难度，缺乏标准的考试环境，考核项目受病例、时间、地点的限制，评分宜受主考人主观因素的影响，学生之间没有绝对的可比性，且由于病例选择和教师安排问题，不适用于对大批学生进行考核。

模拟考核法是应用模拟患者在模拟环境中进行考核的方法。模拟考核法在课堂教学、实习前强化训练以及毕业综合考核中得到广泛的应用，其如同现实临床环境一样，学生可以对患者实施整体护理。模拟考核法的优点：临床环境标准化；对每个问题的选择都有事先商定的评分标准，评分相对客观；考核不受病种、时间、地点的限制，学生可以考核同样的问题，考核结果在学生间具有相对公平的比较性。其缺点主要是模拟者需要受过专门的训练。目前，模拟考核法已经被许多国家的医学院校用来测量学生的临床护理能力。

（3）综合评定法

综合评定法是根据培养目标和护理学专业学生临床护理技能的总体要求，拟定评价指标体系，一般在组织学生毕业考核时应用。一般由学校教师和临床护理专家组成评价小组，依据评价指标体系，采用定量与定性方法对学生临床护理能力做出综合评价，判断学生是否达到培养目标要求。综合评定法优点是对学生的考核比较全面，缺点是组织比较费时费力，评价结果受到主观因素的影响。

临床护理能力评价应采用多方法，从多角度，分多阶段进行，实现评价主体多方参与，注重学生自我评价、自我改进能力的培养，以及注意评价结果及时反馈，充分发挥评价的导向、调控和激励功能。

3. 影响临床护理评价的要素及控制方法

临床护理评价不同于认知领域的评价，其评价内容、评价方法、评价标准均比理论考核复杂，评价结果的稳定性和准确性容易受到多种因素的影响，主要包括评价主体、学生和考核方法的选择。

（1）评价主体

正确掌握标准对于学生临床护理能力的评价至关重要，而评价者正是评价标准的掌握者。因此，评价者自身因素是影响评价效果的重要因素，主要包括三个方面：一是评价者自身业务水平，如果评价者自身业务水平不强，护理操作不规范，则很难对学生做出正确的评价；二是评价者的工作态度是认真负责，还是应付了事；三是评价者对不同学生是否坚持公平、公正、客观的评价原则。

控制方法首先是慎重选择评价者。要选择业务水平高，有丰富的临床工作经验和教学经验，护理操作正规，客观公正，认真负责的教师担任评价者。对评价者进行一定的训练，统一操作步骤和评分标准，熟悉评分量表等。

（2）学生影响

临床护理能力评价的另一个因素是评价客体——学生。学生对考核内容的准备情况以及护理技术操作时的焦虑程度，直接影响评价结果。

控制方法是让学生在考核前对考核内容有充分准备，考核前和考核中让学生稳定情绪，适当鼓励，使学生增强信心，以便更好地发挥。

（3）考核方法的选择

不同考核方法考核结果的客观性、有效性和可靠性是不同的。如床边考核法，即使是精心挑选的病例，患者病情轻重也不会完全相同，阳性体征不可能完全一样，考核内容的难度不能完全一致，这在一定程度上影响了考核结果的公平性。

控制方法主要是在考核中，根据各种考核的优缺点，扬长避短，合理选择。

第二节 临床护理教学环境分析

临床护理教学环境是指组成临床护理教学的场所、人员及各种社会关系，是影响临床教与学的各种因素，由人文环境和自然环境两部分组成。根据临床护理教学发生的场所不同，可以将临床护理教学环境分为医院临床护理教学环境和社区临床护理教学环境。

一、医院临床护理教学环境

医院临床护理教学是在一个复杂的环境中进行的，涉及临床教师、学生、患者及其他工作人员在内的众多人员，也与医院的规模、地理位置、物理环境等自然环境密切相关。因此，一个理想的临床护理教学环境应在人文环境和自然环境两个方面满足学生临床学习的需要。

（一）人文环境

临床护理教学的人文环境是指由临床护理教师、临床护理人员、其他专业人员、辅助人员、护理服务对象、其他实习学生以及由以上人员组成的人际关系、护理类型等。临床中各种人员的态度、言行、作风等都会对学生产生直接或间接的影响，进而影响着临床实习的效果。

1. 临床护理教师

临床护理教师承担着临床护理教学的职能，他们每天与学生密切接触，其言谈举止、思想风貌、专业水平、工作态度等，可直接影响学生实习的心理和行为，其教学水平、责任感、与学生的关系等也会对学生的实习效果产生影响。因此，一个合格的临床护理教师对学生的临床护理实习效果起着举足轻重的作用。

2. 临床护理人员

临床护理人员组成该病区的护理文化氛围，是临床学习环境的主要因素，特别是护士长的角色是影响临床护理教学的重要因素，他们不仅管理和控制着这一实践场所，更是护理实践的角色榜样，其领导方式及性格特征将直接影响学习环境的有效性。临床护理人员良好的职业素养和行为规范将有助于临床护理实习。临床实习的护理人员应具备以下特征，这些特征也构成了临床护理人员和其他工作人员的行为准则。

（1）人文关怀的意识和能力

临床护理教学中所提到的人文关怀，包括对学生的人文关怀和对患者的人文关怀。临床护理人员对学生热情友好、宽容和善、关心体贴、尊重爱护、支持和帮助等人道主义的态度和行为可以促进学生自尊、自信的发展。护理是一门关怀的职业，护理的服务对象是患者，临床护理人员在工作中应加强对患者的尊重、关心、爱护，以身作则、为人师表，为学生树立良好的榜样，促进其形成职业认同感、归属感和积极的专业态度。

（2）教学意识

是指对教学的敏感性和自觉性。临床护理人员作为临床学习环境的一个重要方面，应敏锐地察觉学生的学习需求，积极地利用各种教学机会，主动地采用多种方法进行教学，尽可能为学生提供各种学习机会，如鼓励提问、参与医疗查房、参与护理查房、执行各种护理操作，以及参与观察学习新技术的操作过程等。

（3）教学能力

临床护理教学能力不仅包括对护理相关理论知识及实践技能的理解、掌握和应用能力，还包括一定的语言表达能力、调节人际关系能力、观察和了解学生的能力、组织管理和调控教学的能力、运用各种教学辅助工具和教学手段进行教学的能力以及评价学生学习效果的能力等。

（4）合格的护理实践

合格的护理实践是学生临床学习环境中必不可少的条件，合格的护理实践者是护士最基本也是最重要的角色。由于"角色榜样"的作用，临床护理人员自身的实践能力和工作质量将直接影响学生的学习。

（5）小组团队合作精神

护理工作是一个合作性很强的职业，临床护理人员之间相互团结、相互支持、相互合作的良好氛围有助于学生发扬集体主义精神，从而促进教学。临床护理人员应把学生看作是临床护理队伍的成员，使护生有归属感，从而促进团队合作能力的提高。

（6）营造学习气氛

临床护理人员相互学习，积极钻研业务知识，努力提高专业技术水平，为学生创造良好的学习气氛，从而积极主动的学习。

3. 医疗机构中的其他专业人员

学生实践场所中的其他专业人员，如医生、营养师、康复治疗师、化验员等，他们对学生的态度、自身实践能力及教学意识等同样影响着学生的学习。因此，应使他们了解临床护理教学的意义，并认识到自己是学生学习的重要资源，从而尽可能地为学生提供各种学习机会，如让学生参加医疗查房及各种讲座，观看新技术、新操作的演示等。

4. 辅助人员

临床实习过程中，学生会遇到各种辅助人员，如搬运工、修理工、卫生员、配送员、护工等，他们对建立良好的临床学习环境同样有非常积极的意义。因此，临床护理人员与辅助人员应密切配合，建立良好的合作关系。

5.护理学生

学生不仅被动地接受临床护理教学环境的影响，其本身就是教学环境的重要组成部分。学生身心方面的准备是临床学习的重要因素。一般来说，学生进入临床实习时，会产生激动、紧张、焦虑的情绪。激动、轻度的紧张可以促进学生学习，但是过分的紧张、焦虑则妨碍学生学习。因此，学生应做好充分的心理准备，学校及实习机构也应采取一些措施减轻学生的焦虑，如实习机构在学生进入临床第一天安排实习指导活动。

一个有效的学习环境会鼓励学生对自己的学习负责，并主动为此寻找机会。应对学生进行全方位、多层次的指导，使他们了解护理专业的发展前景、卫生事业的改革方向，从而激发他们的学习动机。同一领域中还会有不同专业和层次的实习生，他们相互之间也会产生影响。因此，同期安排的实习生人数应恰当，同专业或不同专业实习生之间应相互学习、相互帮助，共同讨论来解决问题，从而使实习成为更加生动、积极、有效的学习过程。

6.护理服务对象

护理对象的许多性格特征都会对学习环境产生重大的影响。如疾病类型、病区的"情感气氛"、护理对象的性格特征以及是否与医护人员合作等。在急性病区，胆囊炎、阑尾炎患者在住院不久大都能痊愈出院，患者可以创造一种愉快和谐的氛围，与学生及工作人员之间建立融洽的关系和友谊，学生便乐于在这种环境中学习；在慢性病区，特别是血液病房和肿瘤病房，患者的生命受到威胁，有些患者还很年轻，常常会给学生带来压抑的情绪，使学生对生命的价值产生思考。在急诊、ICU（重症监护病房）、CCU（心血管病重症监护病房），患者病情危重，学生实习的工作重点放在了护理技术上，这在增加工作魅力和兴奋性的同时，也会对还没有足够信心来完成技术操作的学生带来压力。

7.护理类型

临床护理分工方式同样影响学生临床学习的效果。临床上所采用的护理方式包括责任制护理、功能制护理和小组制护理等。功能制护理以任务为中心，在实施功能制护理的病区，护理工作简化成一系列分开的、各不相关的任务，很少考虑服务对象的整体需要，因此学生只学会了如何完成任务，但失去了系统照顾患者的机会。在实施责任制护理的病区，学生可以应用护理程序对患者进行护理评估、做出护理诊断、制订护理计划、实施护理措施并评价护理效果。这样既可以帮助学生学习系统的护理患者的方法，又可以提高学生发现问题、分析问题、解决问题的能力。同时，学生还学会了承担责任和做出决策。

8.教育机会及教育资源

教育机会及教育资源也或多或少地影响学生的学习，所有临床工作人员都应尽可能地为实习学生提供学习的机会。

教育机会包括制订一些正式的学习计划，如组织专题教学讨论、请临床专家进行讲座等；为学生提供教科书、专业杂志、网上资源、病历记录等供学生阅读。

教育资源包括人力资源和物质资源。人力资源包括临床护理人员、带教老师以及相关专业人员和辅助人员等，通过不断开展新技术、新方法及护理科研，为学生营造良好的学习氛围。人力资源短缺会直接影响学生获得指导和教育的质量，比如支持性服务短缺时，护士不得不承担所有服务，不但临床教师不能保证指导学生的时间，还会使学生参与许多学习目标以外的非护理专业工作。物质资源指供学生进行学习和讨论的教室、会议室及各种教学媒体等。

（二）自然环境

临床护理教学的自然环境，主要指对学生的学习产生直接影响的各种自然因素。包括医院的地理位置、医院的性质和规模，以及医院的物理环境等因素。

1. 医院的地理位置

医院的地理位置，如医院所处的地区地段、交通情况、离学生学校或宿舍的距离、医院周围的环境、安全性等都是构成医院自然环境的因素，都会对学生的临床实习产生影响。

2. 医院的性质和规模

医院依据性质不同可分为综合性医院和专科性医院。医院的床位数可以反映医院的规模。医院的性质和规模影响着学生学习对象的种类和数量，因而也是临床护理学习环境中的重要组成部分。教师应该根据教学目标和实习学生人数的多少，选择适宜的实习单位。

3. 医院的物理环境

医院的物理环境包括医院的环境、设施、设备等。室内清洁宽敞、光线适宜、温湿度合适、无噪声、无特殊气味等医院环境是学生学习的重要条件。医院的设备和设施先进齐全，可以为学生提供更多的见习和实践机会。

综上所述，临床是一个社会化的场所，是学生经历护理职业社会化的过程。在影响临床护理教学效果的诸多因素中，为学生提供学习和实践的机会最为重要，直接影响临床护理教学的质量。此外，临床工作人员恪尽职守的工作态度、严谨求实的工作作风、丰富的临床专业知识、娴熟的护理操作技能以及尽可能为学生创造有利于学习的环境等，对学生的临床学习也起着积极的作用。

二、社区临床护理教学环境

由于社区护理工作具备相对的独立性和自主性，以及社区护理服务对象的不同，社区临床护理教学环境与医院的临床护理教学环境有很大的不同。

社区是由许多家庭、机关和团体组成的，是构成社会的基本单位，是与人们生活和健康息息相关的场所，也是社区护士进行服务的场所。社区护理是将公共卫生学及护理学的知识与技能结合，借助有组织的社会力量，以社区为基础、人群为服务对象，对个人、家庭及社区提供服务。

随着医疗卫生服务模式的推广，人类健康观念的转变，社区护理逐渐成为我国卫生服务事业的重要组成部分，而社区护士需要在社区服务中扮演多种角色，比如服务对象的照顾者、教育与咨询者、组织与管理者、协助与合作者、观察与研究者。因此，开设社区护理教育课程已成为护理教育事业的当务之急，并且是培养社区护士的重要途径。认识社区临床护理环境对教师来说是很有必要的，而有关社区护理课程的内容需要学生到相应的社区学习。社区环境包括社区内各种卫生保健、预防及康复机构，还包括家庭、学校、幼儿园、养老院、工厂及公共场所等。社区护理教学环境也分为人文环境和自然环境。

（一）人文环境

MOTE 社区临床护理教学的人文环境包括社区专业工作人员、社区护理服务对象以及他们之间的相互联系等。

1. 社区专业工作人员

社区专业工作人员包括在社区各医疗卫生机构工作的专业人员，如社区医院、保健中心、康复机构等。因其工作场所不同，其职责和称谓也不尽相同，如社区护士、全科医生、康复护士等。

与医院工作方式不同，家庭访视是社区护理工作的重要工作内容之一，大量的教学活动是通过学生自己的观察实现的，教师对学生的指导是离开访视家庭后进行的讨论。因此，教师临床教学能力、沟通技巧、人际交往能力、对待社区护理教学的态度，以及对护理服务对象的工作方式、服务态度、工作作风等，都会影响学生的学习。

2. 社区护理服务对象

社区护理服务对象包括社区内的个人、家庭和社会团体等，主要是健康人、亚健康状态的人或处于疾病恢复期的人。社区的人文环境比医院更为复杂，学生除了面对个人外，还要面对与个人密切相关的家庭、学校、工作单位等社会团体，而且社区内的人口结构、文化氛围、宗教信仰、职业特征等因素，以及社区本身如何面对主要健康问题，如对遗传、发育、心理、性格、疾病预防和传播、康复和保健等方面的态度和方法等都是社区环境的重要组成部分，都会影响学生分析、判断、解决问题的能力。因此，社区工作人员在指导学生学习过程中，应注意各因素之间的相互联系，有效指导学生进行实践。

社区护理服务的对象决定了社区护理工作的性质，社区护理工作面对的情况没有医院紧急，但是它要求社区护理工作者能运用综合的知识处理社区出现的各种问题，这要求社区护理工作者必须具备有关医疗、护理、卫生、保健方面的知识，拥有乐观、开朗、稳定的情绪，豁达的情怀，良好的人际沟通能力，向社区护理服务对象传递正确的信息和积极的心态，这不仅有利于构建良好社区，更有利于养成学生良好的性格、成熟的心态以及独立分析问题、解决问题的能力。

3. 实习学生

实习学生作为社区人文环境的重要组成部分，以一名准护士的身份参与社区护理工作。因此护理学生应理解实习目的、掌握实习内容、明确实习方法，事先做好充分准备，特别是人际沟通方面的技巧。

4. 社区其他工作人员

社区其他工作人员包括社区领导、社会义务工作者、小区安全管理员等，他们也是社区人文环境的组成部分。学生到社区实习时，需要提前与社区相关领导及工作人员取得联系，取得他们的支持和配合，请他们做好接收学生的准备工作，使学生进入社区实习时充满亲切感，消除陌生和紧张情绪，增强学习积极性。

（二）自然环境

社区临床护理教学的自然环境包括社区的地理位置、社区各护理服务机构的分布、社区的规模、自然景观、温湿度等方面。理想的社区护理教学自然环境应该是绿化良好、交通便利、温湿度适宜、地理环境安全，健康服务的规模能满足学生的需求，具有适合学生学习的项目等。当然，社区自然环境本身也是学生认识和研究的对象。

三、教学环境对学生的影响及对策

（一）临床护理教学环境对学生的影响

临床护理教学的各种环境都会对学生产生一定的影响。影响可能是正面的、积极的，也可能是负面的、消极的。正面的、积极的影响可以促进学生的学习，而负面的、消极的影响可以使学生产生不同程度的压力或焦虑。适度的焦虑具有积极的意义，可以充分调动身体各器官的功能，适度提高大脑的反应速度和觉醒程度。每个人都有其最佳的觉醒程度，在这种最佳程度下自己的工作效率最高。当觉醒程度过高或过低时，完成学习任务的能力就会退化，特别是完成复杂学习任务的能力就更差。

临床教学环境对学生来说是一个陌生的环境，多数学生在进入临床实习时会产生不同程度的焦虑，其原因是多方面的。如当学生进入一个新的环境或者从事新的工作时，由于不明确物品的陈列、不熟悉操作过程、对工作本身和学习目标感到紧张、担心是否受实习单位欢迎、不知如何与带教老师相处、缺乏交流沟通的技巧、理想教学环境与现实教学环境之间的反差等，都会使学生心理上表现出不同程度的焦虑，从而影响学生的学习。

学生在临床实习过程中会遇到各种各样的问题，如面对疼痛或濒死的患者时，会产生很大的心理压力。临床护理实践本身也会给学生带来压力，特别是在急性病病区护理患者时，学生会对自身的实践能力产生自我否定的心理。此外，病区护理人员、其他专业技术人员以及辅助人员对学生的态度也会使学生产生焦虑的心理。在焦虑状态下，学生的行为表现会受到影响，在操作中容易出现错误。这时如果学生再受到临床护理教师或者其他专业人员的批评，其焦虑程度就会加重。

临床护理教师应了解学生产生心理压力的原因，识别心理压力的主要表现，并能采取措施预防及缓解学生的心理压力，促进学生的心理健康，提高学生的学习积极性及学习效果。

（二）预防及缓解实习学生心理压力的对策

学校和医院教学管理部门及临床护理教师应意识到临床实习可能对学生造成的心理压力，并采取适当的方法减轻学生的压力或增强学生应对压力的能力。

1. 学校教学管理部门的对策

学生进入临床实习前，学校应制订合理的实习计划，并做好实习前的动员工作，以减轻学生的心理压力；学校教学管理部门应对实习的目的、要求、内容及注意事项做好周密的布置，向学生讲解临床实习的重要性；同时介绍实习中可能遇到的问题和处理方法，例如如何与带教老师相处，如何与患者有效沟通，如何避免在临床实习过程中走弯路以及如何尽快适应临床工作等。临床实习前还应加强技能培训，提高学生的基本技能，使学生做到心中有数，对实习充满信心，尽快适应临床工作。

2. 医院教学管理部门的对策

临床教学机构应尽可能为学生创造良好的、无威胁的学习环境和氛围。学生进入临床实习前，医院教学管理部门组织进行岗前培训，介绍医院环境及规章制度。学生进入实习机构的时候，应热情接待，并做好实习导向工作，如带领学生参观医院环境，初步了解各部门的组织结构及人员构成等，消除学生陌生感。学生进入临床科室时，向学生介绍本科室的实习环境、学习目标、学习内容以及常见疾病的护理等，以减轻学生因未知而带来的焦虑。

3. 临床护理教师的对策

学生进入临床实习时，临床教师应了解学生的个体差异，采取适合学生个体的教学方法和教学节奏，针对实习对象及实习要求确立实习目标，帮助学生尽快熟悉实习环境，以预防或减少环境因素对学生造成的压力感。在评估学生能力和水平的基础上，为学生安排力所能及的护理工作，并给予指导和鼓励，对于难度较大的护理技术操作，鼓励学生在旁协助或积极参与，增强学生自信心和满足感。在临床护理教学过程中，临床护理教师与学生密切接触，充当学生心理调节者的角色，应设法创造一种谅解和宽容的气氛，采取多种方式与学生进行沟通，组织学生讨论实习中要面对的困难，了解学生的心理压力状况，给学生宣泄压力的空间，使学生能尽快消除不良的情绪，同时对有进步的同学给予积极的鼓励，以积极稳定的心态度过实习阶段。

四、教学基地的选择

选择临床护理教学基地是校方的重要职责，理想的临床护理教学基地是学生进入临床实习必要的前提。因此，在学生进入医院或社区实习前，学校教学管理部门必须对临床护理教学基地进行认真挑选，保证满足学生临床学习的需要。

（一）医院临床护理教学基地的选择

1. 考虑因素

1）实习机构的性质，例如医院的级别、类型、床位数等，能否为学生提供足够的学习机会，满足学生的学习需求。

2）医疗机构的合法性是学生进入临床学习的前提。

3）医院的教育理念是否与学校一致。

4）医院工作人员与学校教师和学生关系的好坏直接影响学生学习的积极性。

5）临床护理教师的质量和数量是满足学生临床学习的基本保证。

6）医疗机构的要求和规章制度是学生临床学习有序进行的保障。

7）医疗机构能根据学生的层次和个性特点做好针对性的指导，制订个性化的学习目标，是保证不同层次学生顺利完成教学计划的重要条件。

8）医院的地理位置是否符合要求，如实习机构交通是否便利、周围环境是否安全，与学校距离的远近等。

9）医院的物理设施摆放是否合理、设备是否齐全以及医院内物理环境是否能为学生学习带来正面的影响等。

学校教学管理人员应邀请学校教师、临床护理教师及学生等，根据每个临床实习单位的特点，结合实习目标的要求，制订一系列适用于各个病区有利于学生学习的环境标准。

2. 具备条件

1）医院的规模适当，具有与临床护理教学相关的科室和护理服务对象。医院的教育理念与学校一致，对临床教学活动有着极其重要的指导意义。

2）临床护理教师的质量和数量应满足临床教学需求。首先，为了更好地完成临床教学的任务，医疗机构应具备足够数量的临床护理教师。一般要求见习时一个教师带教 6 ～ 8 名学生，而实习时一个教师只能带教 1 ～ 2 个学生。随着护理教育层次的提高，实习学生的层次逐渐由中专、大专为主转化为本科为主，兼有硕士研究生。因此，对临床护理教师的学历及能力提出了较高的要求，要求在满足教师数量足够的前提下，要考虑教师的学历、职称、职业素养及临床经验和教学经验等是否达到要求，以保障临床护理教学的质量。

3）由临床教学管理机构及管理人员负责制订具体的临床实习计划，对临床教学进行质量控制，落实出科考试制度，保证学生分阶段的完成各个实习科室的学习任务、掌握专科操作技能。开展各种教学活动，增加临床实习多样性，定期对临床教学工作进行检查和评价。

4）实习机构具备良好的学习氛围。临床护理人员刻苦钻研护理学专业知识和操作技能，不断提高临床护理教学水平和管理能力，具备科研思维。同时，医院能够提供继续教育的机会，不断提升护理人员的素质。

5）学校与医疗机构之间形成良好的合作关系，双方共同参与，制订出一系列适合临床学习的环境要求，为学生的临床学习创造良好的条件。

6）实习机构为学生的临床实习配备一定的资源，如教学场所、教学设备、教学资料等，具备足够的经济实力以维持一定的教学标准服务。

（二）社区临床护理教学基地的选择

随着医疗卫生服务模式的发展，社区护理日益得到人们的重视。因此社区临床护理教学基地的选择也是十分重要的。理想的社区临床护理教学环境至少应达到三个要求：第一，社区健康服务的类型能够满足社区护理教学目标的实现；第二，社区健康服务的规模能够满足学生人数的需求；第三，社区的地理位置应该是安全、绿化良好且交通便利的。此外，社区护理教师的数量和质量、社区的学习氛围、社区适合学生学习的项目等因素也是选择社区护理教学基地时应该考虑的重要因素。

五、专业教师的选择

临床护理学专业教师对学生的临床学习效果起着至关重要的作用，合格的临床教师是临床教学成功的重要保障，这是由临床教师的角色职责决定的。因此，应重视临床护理教师的遴选工作。在选择临床护理教师时，应遵循一定的标准，保证教师的质量，并且有计划地对临床护理教师进行培养，以不断提高他们的综合素质。

（一）教师的角色和职责

由于临床护理教学的复杂性，临床护理教师扮演着多重角色。不仅是现代护士的专业角色，同时又承担护理教师的角色；既是临床护理实践的参与者，又是护理教育者。二者有时是重叠的，有时是分开的。

1.护理实践的参与者

临床护理教师首先必须具备临床护士最基本的角色，如护理服务对象的照顾者、健康教育者、管理者和决策者，护理工作的合作者和协调者，患者利益的维护者等。临床实践能力对于临床教师来讲是十分重要的，必须具备较高的理论知识和操作技能以及丰富的临床经验。这些知识、技能和经验可以帮助学生把课堂上的基本理论知识与临床实践技能结合起来，增强其独立工作的能力。临床护理教师必须参加到学生的临床实践并指导其临床工作，在此过程中，临床护理教师可以成为学生的角色榜样，许多学生通过观察临床教师的工作、行为和态度等，理解和建立她们对护理工作的最初概念，并从临床教师身上学到护理人员如何分析问题、解决问题和效果评价。同时，临床教师在学生和护理对象之间有时还起到缓解矛盾和避免尴尬情况的作用。

2. 护理教育者

作为临床护理教师，其教育者的角色是非常重要的。临床护理教师必须具备较强的带教能力、较好的语言表达能力，并善于与学生进行沟通，因材施教。具体职责如下。

（1）评估学生

临床护理教师通过评估学生的层次、基本能力以及在学习环境中的表现等，公平地对学生进行评估，根据学生的个体差异做出针对性的指导。

（2）做好计划

临床教师必须为临床教学工作制订周密的计划，如根据教学目标选择教学内容和服务对象，由易至难、由简至繁，逐步启发学生的内在潜能，协助并指导学生根据患者的需要做出护理计划等。

（3）指导学生

护理学生进入临床学习时，对临床教学环境、教学方法、实践操作等都不是很熟悉，因此要求临床护理教师积极主动参与指导学生的临床学习过，耐心听取学生临床学习的感受，帮助学生释放心理压力和解决临床学习过程中遇到的困难。同时临床护理教师应帮助学生掌握各种技能操作，指导并协助学生利用各种资源提高自身的临床护理能力及综合素质。

（4）促进学习

临床护理教师应帮助学生发现自己的学习需要，让学生了解自己学业的进步和努力的方向，准确地评价自己的表现，同时帮助学生找到提高临床学习效果的最佳策略。

（5）积极评价课程设置

在临床教学过程中，临床护理教师可以根据学生所学知识的深度和广度，结合目前市场需求判断教学过程中课程设置是否合理，从而为学校课程设置改革提供客观的实践依据。

（6）培养学生科研创新意识

只有不断地进行科研创新，护理事业才能进步发展。临床护理教师必须注重护理学生科研能力的培养，在临床实践中不断讲解疾病相关医疗、护理课题，并及时发现新的科研课题，为向社会输送高质量护理人才。

（二）选择标准

选择临床护理教师时，应从临床教师的职业态度、知识结构、工作能力、教学技能、个性特征和创新精神等方面进行考虑。

1. 职业态度

（1）热爱护理工作

临床护理教师首先应该是一名优秀的护士，热爱护理工作，精于患者的护理，这样才能在临床工作中对学生起到积极的角色榜样作用。

（2）热爱教学工作

与普通护理人员相比，临床护理教师为了顺利地完成临床教学任务，须付出更多的经历和心血，如果没有对护理教学工作的热爱，只是为了应付差事而带教，是不可能把教学工作做好的。因此，临床护理教师必须热爱教学工作，对教学工作具有高度的热情和强烈的责任感。

（3）热爱学生

临床护理教师还必须热爱学生，主动与学生建立良好的师生关系。因为只有师生关系和谐，教学活动才能顺利开展，教学目标才能顺利实现。临床护理教师与学生建立良好师生关系，可以体现在多方面，如临床教师尊重学生、爱护学生，满足学生的自尊心；有亲切感，易于学生接近；对学生充满信心，帮助学生树立自信心；承认学生的个体差异，对学生的期待符合实际；真实、坦诚地面对学生，勇于承认自己的不足；对学生实施关怀行为，提供鼓励和支持等。其中，对学生表达关怀行为尤其重要。学生在临床实习过程中，会面临来自各方面的多重压力，临床教师应关心学生、理解学生，并及时给予支持和鼓励，帮助学生减轻压力。另外，护理学本身就是一门以关怀为核心的专业，护士的职责就是为患者提供关怀，促进康复。如果学生在临床实习过程中能够更多地感受到临床教师的关怀，就会以积极的心态为患者提供关怀，对其今后的人生观和专业价值观产生积极的影响。

2. 知识结构

临床护理教师必须具备渊博的知识，不仅包括丰富的专业知识，还要掌握系统的教育学、教育心理学、教育管理学以及人文科学、社会科学、自然科学等方面的知识。

其中专业知识的掌握对于临床护理教学尤为重要，不仅包括书本知识，还包括医学、护理学学科最新发展的知识，如有关疾病的诊断与治疗的最新观点和方法，护理新理论、新技术等。有学者认为，临床护理教师的知识应体现在以下方面：①懂得患者护理的概念和理论；②指导学生运用这些概念和理论进行临床护理活动，以便更好地了解患者存在的问题，做出针对性的护理；③了解护理措施的最新发展以及如何将其运用到患者的护理中；④运用自身所掌握的知识帮助学生选择护理患者的最佳措施。

3. 工作能力

临床护理教师必须拥有娴熟的临床护理专业技术、丰富的临床经验，能出色地胜任临床护理工作。否则，他们将无法有效地指导学生的临床护理实践。从学生的角度来讲，临床护理教师能胜任本职工作，并且能在现实的场景中示范对患者的护理是优秀教师最重要的特征。优秀的临床护理教师能演绎出专业的临床技能，指导学生如何进行称职的临床护理，做出有效的临床判断，并使学生逐步走向成熟，最终独立胜任护理工作岗位。

4. 教学技能

临床护理教师必须具备一定的临床教学技能。临床教学技能包括：①评估学生的学习需求；②根据教学大纲确定教学目标，制订学生的临床教学计划并加以实施，满足学生的学习需求并达到教学目标；③指导学生进行临床护理实践，使其掌握护理专业知识和临床操作技能，更好地胜任未来的护理工作；④客观、公平、公正地评价学生的表现和临床实习效果。

临床护理教学是学与用并重的过程，要达到有效临床教学必须要有足够的理论知识作为基础，并且要有教育学和心理学背景，这样才能有效发挥教学技能、控制复杂的临床状况。

5. 个性特征

临床护理教师的个性特征也会影响临床护理教学的效果。临床护理教师应该待人友好、善解人意、充满热情和自信、热爱临床护理工作、热爱临床教学工作、公平公正地对待学生。指导学生进行临床护理实践时，应富有耐心、有幽默感、机动灵活、相信他人，使学生感到亲切和被尊重，增强学生学习的积极性。同时，临床护理教师在学生面前出现错误时，应坦率承认缺点和不足。临床护理教师应具备高尚的道德品质和人格魅力，能做学生的楷模。

6. 创新精神

临床护理教师应该具备探索创新的精神。临床护理教师应勇于探索，敢于创新，富于进取精神和学术上的开拓力，富有打破传统的勇气，敢于对临床过时的护理技术、教学方法提出疑问，提出自己独特的见解，敢于尝试、大胆创新，把新的护理技术和教学方法应用于临床护理实践，使临床护理技术不断创新、临床教学方法不断进步，这样才能更好地培养学生的创新精神和创新意识。

7. 其他

除上述标准外，在选择临床护理教师时，还应考虑的两个特征，即正直和毅力。临床护理教师在对临床学生进行指导和评价时，必须保证公正性和真实性。临床护理教师还要有孜孜不倦、勤于耕耘、不断追求的精神，为实现自己的护理目标、教学目标以及对自己的事业做出不懈的努力。

（三）教师培养

随着临床护理技术水平的日益提升，临床护理教学得到医学院校的高度重视。为适应护理教育的发展和社会的需求，必须不断提高临床护理师资队伍的水平。医学院校、医疗机构及社区保健机构应重视护理专业教师的培养，临床教师自身也要不断学习，以提高自身能力和水平，达到临床护理教师的标准和最高要求。

1. 培养内容

临床护理教师除了必须接受护理学专业知识的培训外，还应有系统的教育学理论知识、教育技能的训练以及接触国内外最新技术和知识的机会。具体培养内容包括以下 4 个方面：

1）掌握和深化护理学专业知识，不断学习临床护理的新知识、新理论和新技术。

2）教育学理论知识，如教育心理学、教育管理学等。

3）教学技能方面的知识，如临床护理教学目标和教学策略、临床护理教学的评价策略、教学媒体的使用等。

4）其他知识：与临床护理教学相关的伦理、法律法规、沟通技巧等。

2. 培养途径和策略

医学院校及医疗保健机构可以通过多种途径，采取多种策略对临床护理教师进行培养。

（1）国内外进修和深造

可以选送具有潜质的临床教师到护理教育比较发达的国家或地区参加短期培训班，或者继续学历学位教育等。这种形式的学习，可以使临床教师获得系统的全面的知识和技能，但费用较昂贵。

（2）参加继续教育项目的学习或学术会议

许多教育机构举办临床护理教学师资培训班和医疗机构举办的专题学术会议，可为临床护理教师提供大量的新信息。临床护理教师通过短期的学习，也可获得相对系统的新知识、新技能，开阔自己的视野。

（3）校内、院内与科内培训

医学院校举办带教教师培训班，可使较多临床教师同时受益。同时举办科室内培训，深化临床教师对本科室临床知识和专业技能掌握情况。

（4）自学

临床护理教师可通过各种途径，抓住机会随时进行自我学习，并在实践中不断丰富知识和经验，从而提高自己的教学水平和教学管理能力。

（四）临床护理教师的评价

临床护理教师在临床教学中扮演着十分重要的角色，对其教学能力评价的结果可以作为制订管理决策的依据，并且有助于明确教师的发展方向，同时也可以保证临床护理教师的带教质量。

1. 评价原则

（1）客观性原则

对临床护理教师的评价必须采取客观的实事求是的态度，在编制评价指标体系时要尽可能准确地反映临床教学实际情况。

（2）多维性原则

对临床护理教师的评价，不仅局限于临床教学能力的评价，还涉及护理能力、评价学生的能力以及人际交往的能力等。

（3）科学性原则

评价应以正确的教育思想和教学理论为指导，遵循临床教学的规律、原则，适应深化临床教学改革的要求和护理学科的特点。

（4）多主体评价原则

对临床护理教师除了采取自我评价、学生评价及专家评价外，一个很重要的评价主体是患者，即在对临床护理教师的评价中应引入患者评价。

2. 评价内容

（1）护理能力

护理能力是指护士将实践、观察、临床经验、知识和技巧结合起来，为达到"以病人为中心"的目的，准确快速处理紧急情况的能力，对待患者有爱心、耐心和责任心等。

（2）教学能力与技巧

临床护理教师教学能力的高低及教学技巧的运用是否恰当，对教学效果影响很大。应评价临床护理教师是否能根据教学目标制订切实可行的教学计划，事先准备好实习内容，有计划、有目的地进行教学；能否采用多种教学方法激发学生的兴趣并发挥学生的主体性；是否注重培养和提高批判性思维能力和临床思维能力；能否指导学生按规范书写护理文件，及时记录所护理患者的病情变化。此外，还要评价临床护理教师对学生操作技术的指导，培养学生独立工作的能力等。

（3）人际沟通能力

教学过程是师生双方有目的地相互交流，并与环境发生关系的过程。良好的师生沟通是建立在教师有丰富的理论知识、临床经验、教学经验及教学意识的基础之上的。良好的师生沟通对有效教学很有帮助，能够提高学习动机和兴趣，有助于培养对护理专业的热爱。另外，临床教师与患者之间的沟通会潜移默化地影响学生，良好的沟通有助于形成榜样的作用，使学生对将来的职业角色有充分的认识，提高学习效果。

对临床护理教师的评价，国内各院校一般都采用评价量表的形式进行，把上述各个方面分解为具体的指标，然后对各个指标进行权重的分配，设计临床护理教师评价表，也可以采用多主体评价方式，客观、真实地评价临床护理教师。

六、教学环境的评价标准

临床护理教学不仅涉及教师的"教"与学生的"学"，还与医院的基本建设、病床数量、仪器设备、病种、患者数量、患者配合度、经费、医院管理、医护人员素质、教学指挥系统的组成等方面都有关系。

学校需要针对这些因素制订一些标准来控制学生的临床学习环境，建立健全临床教学环境评价体系，及时反馈信息，提升教学质量。临床工作人员应首先确定现有的临床学习环境的优缺点，因为她们是对其系统进行不断评价和改进的重要组成部分；护理学生作为临床学习环境的直接受益者，也应参与提出建议；临床单位领导也应重视对临床教学环境的评价及改进，为学生提供良好的临床护理教学环境。学校的工作人员可以和临床人员及其领导者，进一步分析临床教学环境的优缺点，制订一系列既适用于各个病区又对学生学习有利的环境标准。同时，应考虑每个病区的特殊情况，评价标准也应有一定的灵活性。作为满意的临床护理教学环境应具备以下基本特征。

（一）健全的临床教学机构

1）能够提供良好的医疗护理服务，作为学生进入临床学习的基础。

2）拥有足够数量的床位、不同病种的患者、齐全的医疗设备，以满足学生临床实践需要。

3）结构健全的师资人才及工作人员共同提供足够的教学与指导。

4）拥有一个具有一定设备的临床护理教育中心，保证学生和教师拥有共同的教与学的场所，拥有独立的空间进行教学活动。

5）能够提供专业继续教育的机会，满足学生学习的需求。

6）能够提供足够的经济支持，维持一定的标准服务。

（二）有严密的教学管理组织和培养临床教师专业化机制

1）保证教学管理组织的严密性：建立健全教学管理组织，加强教学层级式管理、全方位管理，保证教学管理组织的严密性。

2）提高教师培养专业化水平：教师培养专业化要求在课程设置、培养模式、培养方法、培养目标等方面都有明确的表现。其职前培养是起点，与职后继续教育体系相连接，实现教师职前培养与职后培养一体化，提升教师培养专业化水平。

3）为教师提供专业发展的机会：为教师提供进修、学术会议、院内培训等方式的继续教育机会，保证教师能不断接触新的知识，从而不断提高自己的专业水平。

4）给予教师专业方面的自主权：授予专业资格证书，临床教师带教资格的审核、聘用、解聘等应有严格的规定和程序，专业内部有不同的职称，以区别专业水平的高低。职称的晋升需要经过专家的评审。

（三）教学与护理实践之间应具有成功的合作关系

采用院校联合带教，医院和学校共同管理，医院有临床带教老师，学校有专门教师负责学生的教学管理。具体步骤是：

1）联合管理：学校老师和临床老师共同管理学生的临床教学活动。

2）联合带教：学校老师以理论性教学为主，医院老师以技能操作为主，学生将理论与实践在临床实习的过程中有机结合起来。

3）联合上课：学校老师提出选题和采用的教学方法，医院老师负责备课，选择教学环境、教学设施和主讲内容。

4）联合评价：医院及学校老师和学生共同参与评教座谈会，院校联合带教可以提高临床教学效果，安排专科技能操作，增强学生的学习兴趣，满足学生的求知欲，同时能提高教师的带教水平。

（四）临床环境具备良好的学习氛围

临床护理教学环境必须具备良好的学习氛围，主要包括：所有的工作人员都能获得并利用学习的机会；病房护士长应定期对临床教学环境进行检查和评价，保证工作人员在浓厚的学习氛围中工作；在护理实践中应用护理科研领域的一些新发现、新进展；护理人员积极热情地钻研护理专业知识和技能。

（五）教师与学生的比例适当

教师与学生的数量比例不当，会使教师没有足够的精力完成带教任务，更谈不上高质量的临床护理教学。理想状态的教师与学生的比例为1：1，学生与所管理病床比例为1：6。

总之，学校和临床单位应共同合作，制订出一系列临床教学环境的标准，使学生在临床学习阶段拥有良好的学习条件。

第三节　多维度临床护理教学方法

一、临床护理教学的基本环节

临床护理教学包括临床见习和临床实习两种，在实际教学过程中，其教学环节也各异。

（一）临床见习

临床见习是指在专业课学习期间，为了学生及时获得课堂理论与护理实践相结合的完整知识而进行的临床实践活动。这种教学形式通过理论与实践的同步推进，将学习的理论知识及时与临床实践有机结合起来，学生通过观察、询问、思考、操作等实践活动，提高分析、判断和解决临床实际问题的能力。另外，学生在熟悉临床工作环境、护理工作流程的过程中，可加深对临床护理工作的感性认识，及早建立职业情感和态度，巩固专业思想，并为今后的实习打下基础。

1. 临床见习的形式

（1）课间见习

见习安排在理论课教学期间，是临床护理课程最常采用的教学组织形式。每次见习时间较短（少于1周），一般每次课3～4学时。如在"内科护理学""外科护理学"等课程的教学过程中穿插安排课间见习，即在课堂将某一种或几种疾病护理内容讲授完成后，安排到相应科室见习。"基础护理学"教学则多采用以基础护理操作技术为中心的见习形式。如在完成灌肠法的理论教学并在实训室练习后，安排学生到外科、门诊等相关科室观察护士的操作。

（2）集中见习

一般在某一课程理论课系统讲授完毕后，集中安排一段时间进行临床见习。也可在某一课程理论课讲授过程中，安排阶段性集中见习。这种方式受实习基地、护理服务对象病种和专科护理技术种类的影响较小，方便临床场所的安排，能充分利用实习基地的资源，但这种方法理论与实践的联系不够紧密，教师要注意在学生进行集中见习前，组织其复习相关理论知识。

（3）综合见习

一般在所有理论课程结束后，学生进入临床实习前，安排2周左右的综合见习，以熟悉临床工作环境、医院工作制度、护理工作流程，规范基础护理操作，熟悉个案护理评估、护理程序的运用，训练初步制订护理计划的能力。

在实际教学过程中，可采取课间见习和集中见习相结合的方式。如"基础护理学"临床见习以课间见习为主，课程结束后安排一段时间集中见习，为学生提供回忆和应用相关知识和技能的机会，促进知识和技能的巩固。

2. 临床见习的基本环节

（1）见习前的准备

临床见习前需要准备的事项有：①制订科学系统的见习计划及内容：护理学专业课的见习主要由院校各课程组全体教师根据课程标准的要求共同制订本课程的见习时间、课时数及见习内容。课程实施前，与教学医院护理管理部门、有关科室等互相沟通，使之了解教学进程、见习内容与要求，取得临床教学与管理人员的有效配合。②选择见习对象：护理教师在见习开始前选择与教学目标和内容相符、病情允许、有一定代表性病例的患者作为见习对象，并向其做好解释工作，以取得理解和配合。③明确见习要求：做好学生的组织工作，见习前让学生明确见习的目标、计划，以及具体实施、考核方法与要求，强调注意事项，让学生有目的地见习，以取得较好的见习效果。

（2）见习的实施

见习期间总的要求是以认识疾病与各项基础和专科护理操作为主。在教师指导下，学习如何与护理对象沟通，掌握健康评估和健康教育的基本方法，熟悉护理程序的运用方法，学习临床思维方法和病情观察等。见习时，教师需在床旁结合具体病例进行讲解，切忌脱离患者讲课，并鼓励学生主动与患者接触。在讲解过程中应注意启发互动，引导学生自己得出结论。

（二）临床实习

临床实习是指全部课程的课堂教学完成后，学生进入医院、社区等场所，集中时间进行临床综合训练的一种教学形式。护理专业的临床实习是学生在进一步巩固和验证本专业理论知识，掌握临床常用护理操作技能的基础上，通过管理一定数量的患者，学习如何对患者进行健康评估、提出护理诊断、制订护理计划和执行护理措施及进行评价护理效果等，逐渐培养临床思维能力及良好的职业道德和敬业精神。临床实习对学生来说至关重要，临床实习的质量将直接影响学生的职业生涯。

1. 临床实习的形式

目前，我国护理专业临床实习主要采用全程临床护理教师带教的模式，即每位学生进入临床科室，采取一名带教教师与1～2名学生构成"一对一"或"一对二"全程导师培养教学模式。一些实习基地将实习分为基础护理阶段和护理程序运用阶段，前者侧重于巩固专业理论知识和掌握护理操作技能，后者则着重通过训练学生运用护理程序对患者进行整体护理的能力。

2. 临床实习的基本环节

（1）建立实习基地

选择合适的实习基地并取得实习基地的支持和配合，是保证实习顺利完成的重要条件。护理院校应根据自身培养目标和依据标准，选择具有一定综合实力和教学水平的医院作为实习基地。

（2）制订实习计划和大纲

实习计划制订是组织实习的关键。根据人才培养方案及课程要求，编写相应的实习大纲，并制订实习管理制度。根据实习大纲、学生及实习基地情况，实习基地与护理院校共同制订合理有效的实习计划。实习计划一般包括实习目的要求、起止日期、实习科目、轮转安排、实习形式和方法、实习考核和评定方法等。

（3）做好临床实习前学生的思想动员工作

学生进入临床实习前，护理院校要组织学生做好思想动员工作，使其明确实习目的及重要性，从而以坚定的信心和正确的态度对待实习。

（4）加强临床实习过程中的管理

实习管理是完成实习任务的关键。每个护理院校和实习基地都应有专门的实习管理人，负责实习的组织和管理。学校管理成员一般由护理院系分管教学的副院长、实习秘书、辅导员等组成。实习基地则在分管教学工作的副院长的领导下，成立以医院教学管理部门负责人、护理部教学负责人为中心，由各科总护士长、病房护士长、带教教师组成的实习领导小组，指导实习过程，检查实习计划的落实情况。学生进入临床实习后，护理院校教学管理人员和辅导员应经常与实习基地教学负责人保持联系，定期到实习基地了解学生实习情况，及时与实习基地有关部门沟通，共同协商解决学生在实习中出现的问题，保证实习的顺利进行。

（5）科学评价学生临床能力

学生的实习表现是评价实习基地教学效果和学生学习效果的重要依据，实习基地要以此为依据，完善、改进自身的教学，并向护理院系反馈信息。

二、临床教学的常用教学方法

（一）经验学习法

1）反思日记：反思日记是鼓励学生进行反思的行之有效的方法。日记的记录方法不强求统一，学生除了记录自己所经历的具体情境事件外，还要描述他们对事件的认识，分析此次护理活动产生的结果及其影响因素，对当前使用的方法进行修正，考虑是否有更有效的方法，重新制订计划，指导下一次的护理活动。临床教师应认真阅读学生的反思日记，并及时将结果反馈给学生。

2）小组讨论会：组织学生在每个科室实习时参与小组内经验学习交流，即进行反思性讨论。讨论中，学生不仅可以反思自己的临床经历，而且可以讨论其他同学的经历，分享别人的感受，从而扩展体验，相互取长补短，共同进步。同时，教师则充分利用学生现有的经验，结合学生过去的经验，使学生看到此项护理活动的有益经验和主要问题，从而探索出一套理想化的护理实践模式。

3）实地参观学习：指去医院、敬老院及社区卫生服务中心等医疗卫生机构，跟随老师参观护士的实际工作。参观前需向学生讲明参观学习的目的、内容与要求，参观结束后组织学生针对参观的感受进行汇报，从而促进反思。

（二）带教制

临床实习过程中，一名学生在一段时期内固定跟随一位护理人员实习的形式被称为带教制。在这种教学模式中，带教教师与学生朝夕相处，容易取得学生的信任，可以建立起良好的师生关系，同时带教教师可全面了解学生的思想、心理、学习及生活情况。除了成为学生直接观察模仿的榜样外，带教教师可根据实习大纲，制订本科室带教计划，并可根据学生的具体情况进行个体化的指导，帮助学生循序渐进地完成向护士角色的转变。

选用带教制的临床教学方法，需要注意的事项有：

1）合理选拔带教教师：带教教师与学生朝夕相处，是学生学习的榜样，教师的素质直接影响学生的实习效果。因此应选择道德高尚、技能操作熟练规范、经验丰富、知识扎实广博、教学科研意识强、富有创新精神、心理素质好的护士担任带教工作。

2）加强对带教教师的评价：教学管理人员应加强学生对带教教师的教学态度、目标、内容、方法和教学效果的评价，并及时将结果反馈给教师，促进他们改善带教工作，同时对优秀带教教师进行物质和精神奖励，提高其带教积极性。

3）加强对带教教师的支持：由于护理人员临床工作繁忙，他们需要在完成本职工作的同时完成对学生的教学任务，因此管理人员特别是护士长，应加强对带教教师的支持，请同科室其他工作人员在完成自己工作的基础上提供适当帮助，减轻带教教师的压力。

4）加强科室之间带教教师的沟通：学生由一个实习科室进入下一个实习科室时，两个科室的教师应进行面对面的沟通。下一科室带教教师应了解学生在上一科室的实习目标和完成情况，并在此基础上制订合理的带教计划，避免相同知识的重复讲解，使学生的知识和能力不断提升。

5）对带教教师的培训：医院应多为带教教师提供继续教育的机会，使他们不断更新知识，提高技能，改善教学方法。

6）医院与学校加强交流合作：医院与学校共同商讨和解决出现的问题。学校定期向带教教师了解情况，征求意见，带教教师也应及时将学生的实习表现反馈给学校。

（三）临床实习讨论会

临床实习讨论会是毕业实习阶段培养学生临床诊断、治疗、护理、预后估计等决策思维的重要教学活动之一。通过这种形式的活动，学生可以分享观点和经历，锻炼和提高语言表达能力及团队合作能力，培养解决问题和评判性思维的技能。

1. 形式

临床实习讨论会是以学生为主体，知识为客体的全新教学模式。它的实施以启发讨论式教学方法为主，体现教师与学生的互动性。根据讨论内容或主题的不同，其具有多种不同的形式，包括实习前讨论会、实习后讨论会、专题讨论会等。

1）实习前讨论会：实习活动开始前进行的讨论。讨论会由临床教师主持，可以一个教师对一个学生或一个教师对多个学生。讨论时间依人数多少而定，但不能太长，以半小时左右为宜。

临床教师在实习前为学生选择好病例，在讨论会上介绍病例的情况，告知学生实习的目的、内容、安排、希望达到的目标和实习中的注意事项。学生要在讨论中弄清该患者医疗护理方面的问题，提出有关实习活动中的问题。通过实习前讨论，教师评估学生是否已具备完成实习活动所必需的知识和能力，并给予必要的指导和建议，学生通过与教师和同伴分享自己所关心的事情，共同为临床实习活动做好准备。

2）实习后讨论会：在每次实习活动结束后，教师组织学生对此次实习活动进行的讨论。每位学生介绍自己当天评估患者的情况，根据评估资料对患者采取了哪些措施，措施是否达到预定的护理目标，并给患者带来了什么影响，以及实习中是否遇到特殊问题以及如何处理，自己的感受如何，可为其他同学提供哪些参考意见等。此外，学生可将护理患者过程中遇到的疑惑向教师和同伴寻求帮助。同伴既可将不清楚的问题向汇报的同学提问，请求进一步解释，也可以提出不同的观点。小组成员在讨论中既能够学习别人的间接经验，也可以通过情感的交流，分享在护理过程中体验到的成就感，同时通过倾诉和互相鼓励，驱除不良情绪，坚定职业信念。

教师在整个讨论活动中起引导作用，让每个学生都有发言的机会，鼓励学生就相关问题发表自己的看法和感受，必要时澄清有关的问题，最后对讨论进行总结和评价。

3）专题讨论会：小组关于某些专题进行的讨论。这些专题的范围很广，可以涉及专业、文化、社会、伦理等方面的问题。题目可由教师指定或学生提出。

2. 注意事项

1）讨论的准备：临床教师要负责讨论的准备工作。①场地及设备准备：讨论的场地根据小组人数安排，配有黑板（白板）、多媒体等教学工具。座位摆放可设置为便于讨论的圆形、半圆形或 U 形。②分组：将所有实习学生分成大小合适的小组进行讨论。③讨论本身的准备：教师提前确立讨论目标、计划讨论时间、设计讨论问题和过程，若分析复杂案例，可提前将案例资料提供给学生。

2）讨论的实施：在讨论进行过程中，教师要鼓励学生之间相互作用，勇于发表自己的观点，提出对问题不同角度的看法或尽可能多的解决问题方案。若学生回答有困难，教师可进一步陈述问题或提供一些暗示。若学生的思路或信息有错误，不要打断学生的陈述，需等学生陈述完后再发表意见，同时对学生的回答要及时给予重述、反馈，评价时只评价学生的答案，不评价学生个人。

3）讨论的总结：讨论结束时将所有学生再次集中，共同分享彼此的讨论结果。教师应总结讨论情况，对于学生有争议和模糊的问题，给予明确的答复；对不能作出结论的内容，鼓励学生深入查阅相关文献，必要时安排一定的时间进行再次研讨。

（四）临床查房

临床查房包括医疗查房和护理查房两种。学生在临床实习期间，通过参加临床查房学习临床实践知识与技能。

1. 医疗查房

医疗查房是医生每天的常规工作，以便于明确对患者的诊断、治疗、检查等问题。临床护理教师应为学生创造机会参加自己所负责患者的医疗查房，使学生充分了解患者的情况，以利于护理计划的制订和实施。

2. 护理查房

护理查房是对一位或几位患者在床边进行观察、交谈，了解患者的情况，通过对病史和其他资料的回顾，讨论护理方案及其效果，并在此基础上调整护理方案的一种常规、有效的护理工作方法。

（1）形式

①查房前根据查房目的选取查房对象——患者，并取得患者的同意与配合。查房通常在患者床边进行，可由护士长或资深护士主持，也可以由学生主持，带教教师、患者的负责护士及实习护士参加；②护理查房一般以护理程序为框架，以解决患者的护理问题为基础，体现以患者为中心的整体护理理念；③开始查房时，首先由负责该患者的护士或学生介绍患者的基本情况，介绍的内容包括患者的背景资料，对患者健康评估结果、相关的护理诊断、护理措施及护理效果等；④查房时学生可以与患者交谈、对患者进行健康评估或示范有关的技术操作等；教师在查房中起主导作用，引导学生主动思考，澄清查房中的某些不清楚的观点，使查房围绕预定目标进行。

（2）注意事项

①体现以患者为中心的服务宗旨。护理查房要有利于患者的舒适和康复，尊重患者的隐私权，不能为了完成教学任务而增加患者的痛苦；②注重培养学生的沟通能力，促进学生与患者的有效沟通交流，以利于全面收集资料，有效实施护理措施，增进护患关系；③在查房过程中，教师要注意控制查房的节奏，并就关键性的问题进行提问或强调，对于一些敏感的问题，应在床边查房结束后到其他地方进行讨论；④注重护理查房的灵活性和实效性。

（五）专题讲座与研讨会

在临床教学中，可以采用专题讲座或研讨会的方式，促进学生对现代护理进展的了解。专题研讨是由专家、教师和学生围绕某一个专题进行讨论。专题研讨会内容新颖，容易引起学生的兴趣，在一定程度上能够调动学生的学习积极性。同时，专题研讨的内容往往是教科书上没有的知识，有利于拓宽学生的知识面。在参与研讨前，学生必须进行文献查阅、整理，形成发言稿，研讨过程中学生应自由阐述自己的观点，并回答他人的提问等，因此，专题讲座与研讨会可以锻炼学生文献查阅、综合分析、文字组织、语言表达及创新性思维能力等。

（六）其他临床教学方法

临床教学中，还有一些较常用的方法可以帮助学生达到学习目标，如临床小讲课、病房护理病例讨论、个案研究、病房交班报告、科研课题及答辩等。

1. 临床小讲课

临床小讲课是临床护理教学的重要方法之一，是集理论知识和临床实践于一体的教学形式。临床小讲课根据主讲人不同分为两种形式，一种形式由教师主讲，另一种形式由学生主讲。

教师主讲的临床小讲课一般是将临床护理实践过程中专业的重点问题或疑难问题结合临床进行讲解，促进理论与实践结合。通过系统的小讲课，学生能学到许多临床专科知识，更快地适应临床工作，但这种方式的教学往往使学生处于被动的地位，不利于发展学生的思维。

临床教学中应多开展学生小讲课，即学生模拟教学。带教老师应指导学生选好题目，选题应具有针对性、实用性和灵活性，要求在教学大纲范围内并与临床实习内容相吻合。教师应对教案进行修改，然后安排好时间、地点及参加人员，一般是病区全体实习生和带教老师参加。讲课结束后，所有听课人员对讲课学生的教学内容、教学方法、教学技巧等进行综合评价，最后由带教老师进行总结，进一步强调重点和难点，指出优点和不足，以利于学生在今后的小讲课中不断提升自己的讲课能力。学生的小讲课可以发扬学习的主动性和积极性，锻炼学生的语言表达能力和沟通技巧，提高学生的逻辑思维能力和综合素质等。

2. 护理病例讨论会

护理病例讨论会是对病室内的疑难病例、典型病例、死亡病例进行分析和研究，并总结护理上的得与失。通常由一位护士介绍案例，包括患者的病情、护理计划、所采取的治疗和护理措施、实施情况和效果等，然后所有的护理人员一起讨论。学生也可以进行汇报，参与讨论，使学生感觉到自己是护理团队的一员，增强归属感和在公共场所自我表现的能力，同时还可以提升学生护理危重患者的能力，为步入临床独立工作奠定坚实的基础。

3. 个案研究

个案研究是对一个患者的健康问题进行全面的分析和研究，因此制订的护理计划也更深入、更具体。临床教学中采取个案研究方法时，教师应把临床患者的病情介绍给学生，学生根据患者病情制订一系列护理计划，然后与真正实施的护理措施进行比较和讨论。临床护理教学中应用个案研究教学法，可以扩展学生的知识面，增强独立解决问题的能力，发展了评判性思维。教师组织个案研究时，尽量使用真实的案例，避免运用模拟的病例。

4. 病房交班报告

病房交班报告是病房日常管理的一部分，报告内容包括出院患者、入院患者、手术患者、危重患者、病情变化患者、死亡患者等。不同病房之间的报告形式有很大的差异，但都包括"互动性"的报告方式，即病房全体工作人员共同参与和讨论报告内容。学生可以参与病房交班报告，了解整个病房的情况，并用于指导临床工作和实践。

5. 科研课题及答辩

护理学生可以做教师科研课题的协助者，或者医院有护理课题结题答辩时做旁听者，来了解临床护理方面的新进展，促进学生对临床学习和工作过程中一些问题的深入思考，锻炼学生的创新能力，培养学生的科研思维。

第六章 护理人才培养及护理教育管理研究

第一节 人才及人才培养要求

一、人才的内涵界定

对"人才"一词的界定一直是从古至今人们思考和探讨的问题。对人才的内涵和特征的探讨，既是人才培养理论研究的逻辑起点，同时也制约着人才培养、开发、管理等一系列实践活动。什么是人才，如何给人才下一个较为准确的定义，一直是人们在不断探索的问题。在研究人才含义的过程中，不同的学科对人才下过不同的定义。其中有代表性的观点有以下几个。

（一）语义学对人才的定义

2002 年增补本的《现代汉语词典》对人才的定义：德才兼备的人，有某种特长的人；指美丽端庄的相貌。1999 年缩印本的《辞海》对人才的定义：有才识学问的人；指才学、才能；指人的品貌。无论是《现代汉语词典》还是《辞海》，对人才的定义包含两层意思：一是指人的内在素质；二是指人的外在相貌。显然，语义学是从素质的角度给人才下的定义。

（二）教育学对人才的定义

教育学给人才下的定义：人才，是指具有中专以上毕业文凭的人。教育学是从文凭的角度给人才下的定义。

为了便于实现对人才的培养和管理，国家人事部和教育部等部门对人才下了这样的定义，即"具有中专以上学历或技术员以上职称者"。还有一些国家部门统计人才的方式是将文凭和职称作为统计人才的标准。

对人才的定义，有的是以素质为标准，有的是将文凭和职称作为评价人才的标准，这两种对人才的定义方式都有一定的漏洞和局限，需要对其进行完善。

1. 以素质论人才的局限性

将素质作为评价人才的标准，有一定的正确性，抓住了人才评价的内在依据，说明人才需要具备一定的素质，但这并不是全部。被称为人才的人，必定具有较高的素质，这是人才的必备条件。但是，仅仅具有良好的素质还不够全面。通过社会实践活动，还必须要将人所具备的良好素质转化为精神或物质成果，对社会的发展产生积极的推动作用。一个人有了成果，才谈得上他对社会有贡献。人的素质不经过实践活动这一重要环节，就无法转化为成果，而物质成果或精神成果则是评价一个人对社会贡献的依据。没有成果，也就无法判断这个人是否为人才。

通过上述分析，要认定一个人是否为人才，关键要看两点：第一要看他是否具有良好的素质；第二要看他是否取得了创造性的劳动成果。语义学以素质为标准给人才下的定义，只强调了第一点，却忽视了第二点。这一忽视，就回答不了以下问题，即一个人具有良好的素质，就一定能够取得创造性劳动成果吗？事实并非如此。由于社会的复杂性，良好的素质外化出来创造劳动成果时，可能会出现以下情况：第一，具有良好素质的人，如果受到打击、压制，用人单位不给他提供进行创造性劳动的基本条件，得不到施展自己本领的机会，良好的素质就不可能外化出来转变为有价值的成果。第二，错误社会思潮的干扰。人才在错误思潮的干扰下，不去从事创造性劳动，而是从事重复性劳动，其素质外化的程度低，取得的成果价值小，也不能称为人才。第三，人才的生理素质变差。生理素质是人才的思想素质、知识素质和能力素质发挥作用的载体。生理素质的强弱，直接影响到这些素质作用的发挥。人才的生理素质变差了，其他素质发挥的程度必然会降低。第四，人才自我埋没。人才如果自我埋没，不愿发挥自己的作用，素质再高也难以对社会做出较大的贡献。

综上所述，具有良好素质的人，还必须有人尽其才、才尽其用的机会和进行创造性劳动的条件，才能取得创造性劳动成果，经过社会承认后而成为人才。所以，以素质为标准给人才下定义是片面的。

2. 以文凭、学历或职称论人才的局限性

以文凭、学历或职称作为标准认定人才的好处是对人才好界定，对人才好量化统计，但同样有片面性。

第一，以文凭、学历画线认定人才有可能滥竽充数。有的人有毕业证书和学历证书，但没有真才实学；有的还可能是弄虚作假的。如果以文凭、学历画线认定人才，就会使有文凭、学历或职称，但没有真才实学的人进入人才队伍。

第二，以文凭、学历或职称作为标准认定人才可能会造成人才的浪费。当前社会上的很多工作岗位，不根据自身的实际需要，一味追求高学历的人员。这就导致很多工作岗位所聘用的人才超出了岗位职能的实际需求，让硕士生或是博士生来做本科生就可以承担的工作，从而造成硕士、博士人才的浪费。

第三，将学历和职称作为评定人才的标准不够全面，不能涵盖所有的人才。有一些人尽管没有较高的学历和职称，但是却为社会的发展做出了巨大的贡献，拥有满身的才华，这样的人也应被称为人才。

第四，教育与成才之间应该是一种间接相关性的关系，却被转为了直接相等性，混淆了二者之间的关系。通过学校的教育系统，教育才对受教育者产生了作用关系，通过这种方式来提高学生的综合素质，为其进入社会积累更多的理论知识。受教育者在储备了一定的理论知识，并拥有较高的综合素质之后，还必须要通过社会实践活动对知识进行转化，只有人们对其取得成果认可之后，他们才能被称为人才。由于教育与成才之间要经过若干环节，因此，教育与成才的关系是间接相关性而不是直接相等性。以文凭、学位或职称为标准界定人才的要害是没能抓住人才的本质属性，即人才的创造性。

从上述中我们可以看出，对人才的认定以文凭、学位或职称作为标准是有局限性的，这种行为会造成两方面的后果。一方面是只拥有学历或职称，但是缺少业绩的人被认定为人才，这样可能会产生滥竽充数的情况；另一方面是工作业绩突出，但是由于没有高等学历或职称，因此不被认定为人才，这样则会埋没人才。这两种结果对人才的认定和培养都是极为不利的，对未来企业的发展也会带来消极影响。

综合上述分析，本书对人才的定义为：人才，是指那些具有良好的素质，能够在一定条件下通过不断地取得创造性劳动成果，对人类社会的发展产生了较大影响的人。这一定义包括四个要点。

第一，人才应该具有良好的素质。我们培养人才主要是培养德、智、体全面发展的人。良好的素质是判断一个人是否为人才的内在标准。

第二，对人才劳动性质判断的一个重要依据是，人才需要不断取得创造性的劳动成果。根据性质的不同，可以将劳动分为三种不同的种类，即模仿性劳动、重复性劳动和创造性劳动。其中模仿性劳动和重复性劳动的重要特征是具有继承性，劳动本身没有创造性，只是在前人所获得的劳动经验和技能的基础上重复进行活动，没有突破性的提高。在人类社会的发展进程中，这两种劳动形式所起到的作用是极为有限的，同时在提高劳动者的内在素质上也微乎其微。而创造性劳动则不同，其具有创新性和开拓性，是在继承前人劳动经验和技能的基础上进行创新。人们所进行的创造性的活动，会取得突破性的成就，并且会大幅提高劳动者自身的内在素质。人才与常人相比，一个最为突出的特点就是，人才可以通过自身的创造性劳动超越一般人。衡量一个人是否为人才关键应看他是否具有良好的素质和是否取得了创造性劳动成果。

第三，人才需要通过一定的物质条件和精神条件才能进行创造性劳动，缺失了这部分外在条件，即使其身负满身才华也不能施展开来。

第四，人才所进行的创造性劳动需要对社会的进步做出贡献。人们对待创造性劳动成果有不同的态度，被搁置的创造性劳动不会对社会的发展产生积极的影响，是对资源的浪费，不利于社会的发展，是对人才的埋没。如果所进行的创造性劳动成果对社会造成了危害，这种人也不是我们所讨论的人才。我们所讨论的人才是指那些能够推动社会主义现代化建设事业前进的高素质的有业绩的人。

人才必须要取得一定的社会成果推动社会的进步。从这里我们就可以看出，对人才的评定必须具备两个关键要素，一是要具备较高的素质；二是要取得能够推动社会发展的创造性成果，二者缺一不可。

创造性劳动成果具有层次性。例如，初级人才通过创造性劳动所获得的成果属于低层次，而科学家所获得的劳动成果则被归为高层次。在这里，二者都应该被称为人才，只是二者对于社会所做出的贡献不同。从这里我们可以看出，成为人才并不是很难的事情，只要是智力和体力都正常，通过自身的努力，为社会做出一定的贡献，就都可以成为人才。

二、人才培养的要求

人是社会的基本组成成分，是构建社会主义和谐社会的关键因素。一个国家培养的人才反映了国民的整体素质，是用于生产的重要资源。新编《辞海》中"人才"的定义为：有才识学问的人，德才兼备的人。人才培养工作不仅要使每个人都享有平等受教育的机会，还要使培养出来的人才与社会主义建设的需求相适应。

在知识经济全球化和信息化的环境中，在社会发展的新要求下，人才培养面临着新的任务和挑战，仍然存在着许多有待解决的问题。在这种氛围下，我们要树立全面的人才观和质量观，面向所有公民进行素质教育，推动人的全面发展，培养适应社会发展的全面人才。人才培养的基本要求主要有以下几点。

（一）公民政治参与

要不断地探索和发展出政治参与的新途径和新形式，扩大政治参与的主体范围，遵守法制，实现公民政治参与的广泛性、合理性、有效性和程序性。在民主与法治社会，要遵照相关的法律法规有序参与政治，不能跨越现有的社会条件，要从实际出发，与公民的实际相符合。公民政治参与可以从两方面进行。

1. 有效的制度供给

这是公民参与政治的有效途径。其一，建立并健全各种政治制度，使公民政治参与的实施规范化。政治制度是随着人类社会政治现象的出现而产生的。建立健全各种具体制度，如企业职工代表大会制度、重大事项社会公示制度、民主评议制度、新闻发布制度、人民陪审员制度、行政公示制度等，并将这些制度以法律的形式确定下来，使之规范化，不再停留于表面。其二，不断扩大公民参与政治的途径。公民参与政治管理的先决条件和法律基础是国家的制度保障。我们要不断巩固和完善我国的根本政治制度，推进我国政治制度建立的具体化和程序化。其三，更新公民参与政治的形式和方法。要做到与时俱进，不断关注最新动态，学习新的参与形式和参与方法。与此同时，也要主动学习，发现和开创新的方式和方法。

2. 不断壮大的政治参与群体

在扩大政治参与主体的过程中，首先要进行政治教育，通过普及政治方面的知识，培养公民的政治参与意识，提升他们的参政能力；其次要不断提高公民的文化素养，没有较高的文化素养作为支撑，公民就不能准确理解现有的政治理念，难以培养公民的政治意识；最后要增加实践的机会，让公民在政治参与的实践中提高自己的能力和水平，学习政治文化，积累丰富的政治经验。

（二）培养先进文化的建设者

先进文化是先进生产力的一部分，它影响着生产力和人类社会的发展。马克思主义本身就代表了先进的文化，反映了先进的生产力。在新时代，先进文化的提倡对人才培养提出了新的发展要求。

1. 体现人的发展追求

重新审视过去的文化建设，要从实际情况出发，针对人才培养的客观规律，关注人的最高追求，在建设社会主义和谐社会的过程中建构先进文化，要使文化的主旋律深入人心。

2. 创建人文环境

人才培养的客观实际对环境也提出了相应的要求，如充满民族文化传统气息和时代气息、弥漫艺术魅力、具有极强的吸引力等。不同的地方都有着不同的文化特征和历史背景，所学专业的知识、所处的环境也存在着差异。因此，我们亟须营造极具特色的文化氛围，在这样的环境中，既要加强理想信念教育，也要为社会主义的建设培养接班人。信息全球化对政治、经济和社会发展提出了新要求，也给人才培养带来了新的挑战。我国的教育事业要根据这个现实，以全面提高国民素质为目标稳固前行。

（三）高素质的劳动者

目前，我国的经济正处于快速发展的阶段。人才培养的重要问题之一就是如何在社会经济环境下培养出高素质的劳动者。对于教育而言，和谐社会培养的对象是人才，高校教育工作就是为了教育和改变人，最终目的是推动生产力的发展。和谐社会中的人才培养的目的之一就是培养劳动者的思想观念、行为规范、道德情操等，最终的目的是将精神力量转化为物质财富。精神层面的生产力具有不可估量的价值，在同等条件下，劳动者的精神力量所发挥的作用是巨大的。对劳动者进行培养教育，充分挖掘其精神力量潜在的价值，能够从内部推动生产力的发展。教育对劳动者的作用是多层次的，各层次的作用既有区别又有联系，最终才能促进生产力的发展。

人才培养工作是建设物质文明不可或缺的重要环节，它是推动生产力快速发展的精神动力。在构建社会主义和谐社会的进程中，要充分意识到人才培养的重要性，充分发挥人才培养在高校中的关键作用，切实做好人才培养的工作。

（四）生态的实践者

构建和谐社会，实施可持续发展战略，不能忽视生态文明的建设。人类与自然间的和谐关系是一个永恒的话题，"天人合一"是中国思想发展史上的基本理念。人类认识能力及实践能力的变迁，使人与自然的关系经历了一定的历史阶段。工业文明的到来给人们带来财富的同时，也带来了许多挑战和困难。如今的人们应该从全新的角度重新理解"天人合一"的理念，尊重大自然的客观发展规律，谋求人与自然的和谐共处。

自然环境能为人类的衣食住行提供基本的能源。然而，在经济快速发展的今天，人类的生产和活动造成的环境破坏已经影响到社会的有序发展。气体污染、水污染、臭氧层破坏、资源锐减、森林砍伐、人口增长、水土流失、土地荒漠化、物种减少等一系列问题促使人们不得不对自己的行为后果负责，人们开始反思，"可持续发展"理念的提出很快得到人们的认可，事实证明它是人类未来发展的最佳选择。

构建和谐社会生态文明的要求呼吁人们的积极参与，并成为生态文明发展的维护者和实践者。作为和谐社会生态文明的支持者，我们不仅要关注社会、自己和他人，也要自觉关注大自然。因为关注大自然就是关注我们自己的生活环境，关注我们自己的家园。只有每个人从自身出发，从点滴做起，才能促进可持续发展目标的实现。在建设社会主义和谐社会的过程中，生态文明的实践者要关注时代的发展，适应社会的发展变化，把重心放在习惯的养成、创新务实、传承文明上，并注重将所学的理论知识与实际联系起来，以便更好地服务社会。

第二节　现代护理人才培养模式运行研究

进入新时代以来，通过对护理专业教育人才培养模式的不断探索，逐步形成了具有中国特色的护理专业教育人才培养模式，主要有以下几种。

一、产学研一体化模式

产学研一体化模式是指将企业建在或引入学校，通过在校内企业中完成具有教育意义的职业工作任务，实现产学研紧密结合，达到培养学生职业能力的目的。它的具体实现形式主要有以下几种。

（一）依托骨干专业创建产业实体

这一模式主要是依托学校的骨干专业，建设产业实体，形成"依靠专业办企业，办好企业促专业，办强专业引产业"的一个完整产教链条。

（二）校企合作创建教学工厂

这一模式是指由学校一方投入用房、水电等相关设施，由企业一方投入技术专家、设备，承担生产任务，校企双方共同合作在学校内建设教学工厂。这一模式充分地发挥了校企双方的优势，实现了优势互补。一方面，学校可以省下建设教学基地的投入，另一方面，企业可以利用学校的场地，减少固定资产的投入，还可以利用学校的教育资源，为企业培养人才。

（三）校企一体，企业参股职业教育

这一模式是指企业用场地、设备、技术、资金、师资等多种形式向学校参股，企业以主人的身份参与办学过程，享有对学校的组织、协调、决策等职能。在这种模式中，人才培养自然也就成了企业的"分内之事"，企业不仅参与对人才的培养，而且直接参与学校的全面管理工作。

总体来说，在实际上要想实现产学研一体化，仍然存在较大的困难，需要学校、企业、政府等多方面的努力。

二、"订单式"人才培养模式

目前，对于"订单式"人才培养模式，学术界仍没有统一的表述。有的学者将其定义为"学院与企业人力资源部门共同研究用人规划和培养计划，通过签订委培协议书或以企业正式文件的形式予以落实，实现人才培养目标"。有的学者认为"订单式"人才培养模式是"指学校与企事业单位针对社会和市场需求共同制订人才培养计划，签订用人订单，并在师资、技术、办学条件等方面合作，通过'工学交替'方式分别在学校与用人单位进行教学，学生毕业后直接到用人单位就业的一种产学结合的人才培养模式"。后者的观点目前更为常见。

综合上述几种观点，可以大致认为"订单式"人才培养模式是建立在校企双方相互信任、紧密合作的基础上，以就业为导向，提高人才培养的针对性和实用性及企业参与程度，实现学校、用人单位与学生三赢的一种产学合作的高层次形式。在这一模式中，高等院校和企业之间达到了高度的密切合作，解决了高等院校的专业针对性和应用性以及学生的就业问题。

（一）"订单式"人才培养模式的特点

1. 学校和企业双方签订用人及人才培养协议

"订单式"人才培养模式的核心要素就是订单。学校和企业通过签订订单，明确双方的责任，即学校保证按照企业的需求来培养人才，而企业保证录用合格人才。

2. 学校和企业共同制订人才培养计划

学校和企业根据当地经济社会发展的状况、学生及企业的需求，按照职业教育发展的规律，制订出一个符合学校、企业和学生共同利益的人才培养计划。培养计划先由高校根据人才培养方案，制订公共基础平台课程及行业基础平台课程，然后和企业协调制订专业基础平台和订单专业课程。该教学模式实行从实践到理论、再从理论到实践，理论与实践

互促互进的模式，最后一学期根据订单培养计划，有针对性地到企业进行为期一年的顶岗实践。企业参与到培养计划的制订中，有利于增强教学的针对性，提高教学质量。

3.校企利用双方教育资源共同参与人才培养

校企双方应充分利用一切有利的资源，投入相应的人力、物力、财力等，以培养出真正符合订单要求的人才。学校要提供优良的师资力量和完善的教学设备等，而企业则可以派出一些具有丰富经验的工作人员去指导学生，使其掌握生产、管理的要领及技能经验。

4.企业按照协议约定安排学生就业

"订单式"人才培养模式的最终目的是使学校培养出来的人才能够学以致用，为社会做出贡献。因此，在"订单式"教育完成后，企业必须根据订单接收毕业生，并为其安排就业，这也是"订单式"人才培养模式区别于其他人才培养模式的重要特征之一。

（二）"订单式"人才培养模式的局限性

"订单式"人才培养模式也存在一定的局限性。教育本身具有预见性，学校在专业设置方面也应该考虑到学生长远发展的需要。然而，受到订单的制约，学校往往是只注重对学生某种职业技能的培养，而忽视了对其综合能力以及转岗能力等的培养，这就容易造成学生知识结构的单一、窄化，不利于学生和企业的长远发展。同时，为了追求高就业率，学校在人才培养方面往往是短期性的，这也不利于教育资源效益的全面提升。

三、工学交替模式

"工学交替"指的是学习和工作交替进行的人才培养模式。它是在学制内将每学年分为学习学期和工作学期，工作学期学生到企业顶岗实习，学生在企业实习期间，赚取工资补贴学习和生活费用。在这种模式中，一方面，学生通过实习的劳动所得，可以赚取大部分的学杂费、生活费等；另一方面，学生通过实习又可以将学习理论和实践有机结合起来，不断提高自身对知识和技能掌握的深度和广度。

具体来说，这种模式主要有以下几个特点。

1）学用紧密结合。在工学交替模式中，学习与到企业工作交替进行，学生在校期间有计划地去企业实习，学习和工作实践交替进行，两者紧密结合。

2）学生具有双重身份。在工学交替模式中，学生具有学生和员工的双重身份。学生在企业工作实践时，是以"职业人"的身份工作，需要全身心地融入企业，遵守企业的所有规章制度，这也是该模式与传统教学的学生实习的本质区别。

总之，工学交替模式是我国职业教育中产学研人才培养模式实行的较为普遍的一种。

第三节 护理专业人才的培养及考核

一、护理人才的规划

人才规划是人才管理的重要内容。护理人才规划是指根据医院护理技术建设的要求，预测各类护理人才的需求，并为满足和达到这些需求所进行的各项工作。护理人才规划的目的在于最有效地运用资源，将浪费和无谓的努力减至最小的程度，从而获得最大的绩效。规划以其时间的长短可分为长程计划与短程计划：长程计划通常指五年以上的计划，具有弹性，允许组织根据规划目的与手段视环境改变而调整；短程计划通常指一年内的计划，此种计划不具弹性，其内容、策略、目标均为固定。短程计划以长程计划为指针，必须与长程计划之目标相配合，力求详尽。

（一）护理人才规划的程序

人才规划涉及从若干方案中选择未来的行动途径，其程序包括分析整体情况、设立目标、预测人才未来前景、评估组织、选择行动路径、制订计划、实施计划、评价与窥视，具体如图 6-1 所示。

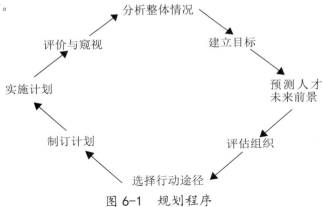

图 6-1　规划程序

1. 分析整体情况

即收集各方面资料并根据可靠资料分析组织人才整体情况。

2. 设立目标

即依据护理临床服务、行政、教学与研究四项工作设立目标，使护理专门人才在数量、质量上与医院护理事业的发展相适应。集医、教、研为一体的多功能综合医院，其人才规划应以长程计划为主，辅以短程计划。

3. 预测人才未来前景

预测是对人才未来前景的预先估量。基本方法有三种：

1) 直观型预测。主要靠人的经验、知识和综合分析能力进行预测。

2）探索型预测。对未来环境不作具体规定，假定未来仍按过去的趋向发展，从而可以在现有的基础上探索未来发展的可能性，再根据组织未来的前景预测人才的类型及需要量。

3）规范型预测。根据组织的需要和预想的目标，作为限制条件来估测实现目标所需人才的培养时间、途径和方法。

4. 评估组织

评估目前组织所具有的人才潜能及资源。

5. 选择行动路径

即对可供选择的行动途径的可行性进行分析，以确定最佳的途径。

6. 制订计划

依据预期目标制订人才培养计划。

7. 实施计划

按计划的目标和要求组织实施。

8. 评价与窥视

在实施的过程中应进行评价与窥视，并贯穿于整个实施过程，以帮助确认规划的成效能否达到预期的目标。规划导致评价与窥视，评价与窥视则可指引修改计划，使规划更具可行性。

（二）护理人才的合理配置

护理人才可分为高级、中级、初级三个层次。500 张床位以上综合医院的护理副院长或护理部主任必须是专业人才并经过管理科学培训，具有护理高级职称；500 张床位规模综合医院或专科医院的总护士长必须是专业人才，并经过管理学培训，具有护理高级职称或中级职称；病区护士长一般应经过护理大专训练，具有护师以上职称。

高级教育人才是指具有副教授或相当职称以上的护理教育人员。高级教育人才应具备较高水平的教学能力，能举办大型讲座，能指导中级教育人才教学，组织编写护理教材。中级教育人才是指具有讲师或相当职称的护理教学人员。中级教育人才应具有较好的教学水平，能举办中型讲座，能指导初级教育人才教学。初级教育人才是指助教或相当职称的护理教育人员。初级教育人才应具有一定的教学能力，能进行小型讲学，能指导新护士和护生进行临床护理工作和技术操作。

护理人才的配备应根据医院承担的任务与未来发展规模而定。一般 500 张床位以上综合医院，配备高级护理管理人才 2～4 名，中级管理人才 6～8 名，初级管理人才 25～30 名；高级护理教育人才 5～6 名，中级教育人才 8～10 名，初级教育人才 30～50 名。全国或全军重点专科、ICU、CCU 急诊科、手术室等应配备有临床护理专家。

二、护理人才的选拔

（一）护理人才的识别

识才是加强护理人才建设和管理的重要环节，也是领导的基本功。世上不愁没有千里马，而是缺乏发现千里马的眼睛。领导必须具有一双识才的慧眼。首先，必须坚持用全面的、历史的、发展的眼光看待人才的观点，这是识才应遵循的基本原则。其次，要对识别对象的特征、学识、论文、工作成果等进行研究，综合比较，取其长，舍其短。再次，识别人才最好的办法就是将拟用的人才置于实践中去考察，尤其是困难和关键时刻。在实践中才能考验出人的真才实学，最后才能得出符合实际的结论。此外，在识才过程中，既要注意锋芒毕露的人才，更要注意发现潜在人才。

（二）护理人才的选择要素

1. 人才的成长和发展规律

人才的成长并不是一个均衡的发展过程，有其发展鼎盛、衰弱的不同阶段。日本东京大学名誉教授席边茂把人才成长大致划为3个阶段：①从出生到27岁，是才能的生长阶段；②从28岁到54岁，是才能的活跃阶段；③从54岁到81岁，是才能的总结阶段。

因此，把握各类人才能力发挥及创造发明的最佳年龄区，进行有计划地培养与使用，是人才选拔最基本的要求，对护理事业的发展至关重要。同时人才的选拔必须顺应社会的发展趋势，做到社会需要、组织安排、个人特长与兴趣三者协调一致，才能最大限度地发挥其才能。

2. 人才的知识结构

人才的知识结构有通才与专才之分。护理管理人才为"T"字形的通才，护理教育人才和临床护理专家属于专才。

3. 人才的思维结构

人的思维可分为直线型思维、平面型思维与立体型思维三种模式。直线型思维模式的特点是继承性强，富于理性、闭合、单一化，接近护理技术人才思维模式；平面型思维模式特点是横向发展、知识面宽、思路开阔、随意化、可塑性强，护理管理人才的思维模式属于这一种；立体型思维模式的特点是多样性、系统性、整体性、想象力丰富、综合能力强，有百折不挠的进取精神，多为护理科研人才的思维模式。对护理人才的选拔必须根据人的不同思维模式进行有机的组合，使组织中各类人才各有所长，各有所用。

4. 人才智能结构

人的智能结构大致可分为四种类型：第一类头脑敏锐，基础知识厚实；第二类头脑敏锐，缺乏扎实基础知识；第三类缺乏敏锐头脑，但有扎实的基础知识；第四类头脑迟钝，基础知识又单薄。人才选择时应根据组织的职能选择不同智能型的人才，尽量优化人才的智能结构，以达到既有利于事业的发展，又能充分发挥人才的特长，有利于人才成长的目的。

（三）护理人才的选择原则

人才选择是人才资源开发的关键环节，也是人尽其才、才尽其用的前提，必须遵循以下原则：

1）注重能力与水平。选拔人才必须注意调查研究，注重实际工作能力与水平，防止论资排辈。

2）不求全责备，用其所长。人各有所长，各有所短。选人时注意发现其特长，避免人才浪费。

3）坚持公平竞争。要选出具有真才实学的人，就要创造一个平等竞争的环境。因为人才只有经过互相比较才能鉴别，而竞争则为人才的比较创造条件，有利于选才。

过去护理人员全部为中专以下学历。随着我国护理高等教育的恢复和发展，逐年有获得学士学位以上的毕业生充实到护理队伍中。这些人文化素质高，护理基本理论、基础知识扎实，是发展护理事业的一支重要力量。

三、护理人才的培养

（一）护理人才的培养原则

1. 有目的、有计划、有组织地培养人才原则

人才培养是人才管理的重要内容，护理管理者必须把它摆到发展护理事业的战略位置，根据对各类护理人才的需要量、素质要求、群体结构进行规划，同时制订出切实可行的培养计划，使人才培养有计划、有步骤地进行。

2. 重点培养与群体性培养相结合原则

护理人才不同于一般的护理人员，除具有扎实的专业知识技能外，还要有较强的组织管理能力、决策能力、协调能力和创造能力等。上述能力都不是天生的，是在实践中培养形成的，因此，在群体培养的基础上，还应重点加以培育。

3. 进修深造与在职教育相结合原则

为了达到多出人才、快出人才之目的，在抓好在职教育的同时，对重点人才可选送到高校或出国进修深造，这是培养高级护理人才的有效办法。

4. 专长培训与基础培训相结合的原则

所谓专长培训是指培养专门的才能，如科研才能。扎实的、全面的医学与护理专业基础知识，是进行护理科研的基础，而业务专长则是解决难题的重要手段。因此，为造就既有扎实的基础又有业务专长的人才，必须坚持专长培训与基础培训相结合。

5. 因材施教，因人而异的原则

人才的培养必须根据个人的需要，坚持因人而异，有目地培养人才，避免埋没人才和压抑人才，造成人才浪费。

（二）护理人才培养的素质和能力要求

1. 人文素质

有理想、有文化、有道德、有纪律；有高度的使命感，关爱生命，热爱患者，热爱工作，热爱自己；与人合作，诚实守信，挑战自我，自主学习；具有健全的人格、高尚的情操和审美情趣。

2. 理论知识及其应用能力

实施整体护理的能力：能与各种患者及其家庭成员沟通；正确收集患者的主观资料和客观资料；实施基本的体格检查；分析患者的生理、心理、社会及精神的需要；确定患者的护理与健康问题及其轻重缓急的排序；确立护理目标；制订护理计划；实施护理措施；评价护理效果；书写护理记录。

疾病护理的能力：识别各系统常见疾病的症状与体征；阐述各系统常见疾病的致病因素；阐述各系统常见疾病的发病机制和发展过程；了解各系统常见疾病的实验室诊断方法和意义；执行各系统常见疾病的治疗措施；实施各系统疾病常见症状的护理；记录患者治疗过程中的动态变化；评价治疗护理的效果。

专科护理的能力：阐述及实施内科常规护理；阐述及实施外科常规护理；阐述及实施妇科常规护理；阐述及实施产科常规护理；阐述及实施儿科常规护理；阐述及实施眼耳鼻咽喉科常规护理；阐述及实施精神科常规护理；阐述及实施急救常规护理；阐述及实施传染科常规护理。

护理管理的能力：具备管理学基本知识；具备护理管理的一般知识；实施患者管理；实施病区的物品管理；了解人力资源管理的原则；实施护理质量管理。

健康教育的能力：具备一般教育学知识；具备患者教育知识；判断患者的教育需求；制订教育计划；实施教育计划；评价教育效果。

护理科研的初步能力：检索文献；协助收集科研资料；阅读科研文献；应用科研成果。

外语能力：掌握基本的护理专业词汇；掌握常用的专业外文缩写；能与外籍患者沟通；书写简单的应用文。

计算机应用能力：能操作、处理医院及社区的医疗文件计算机系统；应用办公软件；应用通信软件；搜索网上资源。

3. 专业技能

1）基础护理操作：铺各种备用床及有人床；熟练无菌技术基本操作；穿脱隔离衣；

实施口腔护理；实施床上洗头、沐浴；实施压疮护理；正确测量体温、脉搏、呼吸及血压；掌握鼻饲法；掌握热水袋、冰袋使用法；掌握湿热敷法；掌握各种导尿术；掌握各种灌肠法；正确口服给药；正确雾化吸入；掌握各种注射法；正确输血、输液；掌握各种给氧法；正确吸痰；掌握各种消毒、灭菌法；正确护理尸体。

2）专科护理操作：熟悉手术室护理；了解重症监护；了解烧伤护理；了解血透、腹透护理；协助内窥镜检查；掌握导管引流的护理；熟悉骨牵引及骨折护理；协助穿刺护理；了解放疗的护理；熟悉化疗的护理；了解介入的治疗配合。

（三）护理人才的培养方法

1. 基础训练

扎实的专业基础是护理人才必须具备的基本条件。护理人才的培养一定要从打好基础入手，努力抓好基本理论、基本知识和基本技能训练。只有基础打牢了，才有利于今后人才的不断提高和发展。

2. 知识更新

知识更新是培养护理人才的基本方法。无论管理人才、教育人才还是临床护理专家，其专业工作能力和业务水平的高低，都取决于知识更新的程度。知识更新主要是以学习现代护理学科与技术发展中的新理论、新知识、新技术、新方法为重点，同时兼顾必备的相关学科知识。知识更新途径主要有：

1）举办各种类型人才培训班。如护理管理学习班、护理科研学习班、护理教育学习班、护理新业务新技术学习班等，为医院培养全方位的、高水平的护理人才。

2）进修深造。可根据需要选送中级人才以上人员外出进修。方式有两种：一是带着问题到医科院校进修，二是参加进修班或专科班。

3）参加学术活动。参加学术活动可使专业人才拓展思路、开阔眼界、丰富知识，是培养人才的重要方法。

4）在实践中学习提高。人才的成长离不开实践。护理人才只有坚持在临床第一线，才能不断充实知识，能力才能不断得到锻炼和提高，经验才能不断地积累。在实践中学习、磨炼、提高，是培养人才的根本途径。

3. 定向培养

定向培养是指对护理骨干人才进行专门的培养。

方法是根据医院护理建设的需要，选拔一些具有发展前途的优秀护理人员送到高等院校或出国学习，提高管理能力、教学能力、科研能力及专科临床技能，这是培养高级人才的主要渠道。

四、护理人才的考核与使用

护理人才考核是指通过一定的方式对护理人才的德、能、勤、绩做出客观公正的评定，是护理人才管理的一项重要工作。考核的实质是为了给每个护理人才的劳动以公正合理的评价。

（一）绩效考核的目的

绩效考核可以起到加速人才成长、挖掘人才潜能、最大限度地发挥人才贡献力的作用。绩效考核的主要目的是：①管理者对人才的甄选、使用、提拔和奖惩；②人才自我成长与工作表现的认知；③激励人才，提高贡献力度；④建立人才管理标准；⑤管理者拟订人才培养的目标与计划；⑥给人才资料库提供人才资料。

（二）绩效考核的内容

考核内容包括德、能、勤、绩4个方面：①德：政治思想品德和职业道德；②能：创新能力、科研能力、组织管理能力、表达能力、解决实际问题能力等；③勤：工作态度，事业心，组织纪律性；④绩：工作成绩、成果和贡献。

（三）绩效考核的标准和方法

绩效考核应根据考核对象和要求，制订统一的绩效考核标准，作为考核评价的依据。

考核的方式多种多样，按照考核对象可划分为管理人才考核、教育人才考核、临床护理人才考核；根据考核时间可划分为年度考核、阶段考核、日常考核；根据考核内容可分为工作成绩考核、工作态度考核；根据考核的目的可划分为培训考核、提拔考核、奖励考核等。

常用的考核方法有：

1）判断考核法。由考核者个人或小组根据考核内容的4个方面进行判断，评定被考对象优劣的一种方法。此法简单易实施，但容易受个人主观因素的影响。

2）测试考核法。一般有答辩、卷面及计算机测试3种形式。计算机测试是一种科学的考试方法，能准确、全面地测试出人才的实际水平和能力。

3）标准考核法。根据人才类型标准，衡量人才的优劣。这个方法比较明确、具体，容易掌握。

4）综合评价考核法。即以上3种考核法综合应用，其优点是能对被考核者的实际能力及实绩进行系统、全面、准确的评价。

（四）绩效考核的要求

1）绩效考核项目必须与不同类型人才的目标相符合。

2）评估者与被考核者均应熟悉考核的项目、内容及要求。

3）评估者应掌握各种考核方法与标准。

4）参与考核的评估者，一定要客观和公平，尽量克服各种偏见。

5）培训与进修阶段的考核者，必须是被评估者的直接导师。

6）绩效考核应设立考核档案，并储存于人才库，以建立完整的人才资讯系统。

7）管理者应注重绩效考核结果，作为人才使用、晋升、奖惩的依据。

（五）护理人才的评价

如何客观公平地评价护理人才，到目前为止还是一个有待研究和探索的课题。以下介绍几种目前常用的评价方法：

1. 评语法

此方法是评价者写下考核对象某段时间中的能力、成绩及行为表现的评语。由于没有特定方向和指标，容易忽视其主要行为，缺乏客观性。

2. 图表评分法

图表评分法是将考核对象的绩效设计出不同分数，评价者再针对被评价者之绩效，选择出等级点，如图 6-2 所示。

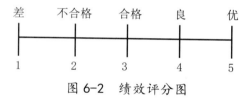

图 6-2 绩效评分图

3. 绩效核对表

绩效核对表即将各类护理人才应具备的相关条件，给予一定的分值，评价者依据被评价者的绩效，在评价栏上打记号，再根据模糊数学原理计算出成绩。此法能较全面地反映出被评价者的整体情况，是一个客观且可信度较高的评价方法。

4. 目标管理

目标管理是绩效考核最有效的评价方法，即评价者与被评价者共同制订行为目标和行为标准，隔一段时间后，双方彼此讨论其成败，再设计下一个目标与标准。此方法能较客观地评价绩效的得与失，同时，被评价者加入评价自己的行列可以激励自我认知与成长。

任何绩效评价方法都是一项行为测试，必须准确地反映出被评价对象的实际行为，管理者应定期对被考核者进行评价，并根据环境改变及时修正评价内容，以保证评价的信度与效度。

下面介绍某医院护士长任期目标责任制管理方法：

1）制订任期目标。具体如表 6-1 所示。

表 6-1　护士长任期目标管理考评标准

分类	项目	权重	分值	考核分类标准			
				优秀 （权值1）	合格 （权值0.8）	基本合格 （权值0.6）	不合格 （权值0.4）
政治思想 （0.6）	政治思想	0.3	30	1. 积极学习政治，有一定政策理论水平； 2. 护理人员思想稳定，风气正，情况好； 3. 任期内受上级单位表彰	1. 积极学习政治； 2. 护理人员思想较稳定，风气正，情况好； 3. 任期内获嘉奖2次以上	1. 学习政治； 2. 护理人员思想不够稳定； 3. 任期内获嘉奖1次	不注意学习政治，护理人员思想不稳定，问题较多
	职业道德	0.3	30	科室护理人员能够严守职业道德规范，不以护谋私，无收受红包现象，护理人员服务态度测评满意率达95%以上，无医德医风问题投诉	科室护理人员能较好遵守职业道德规范，不以护谋私，无收受红包现象，护理人员服务态度测评满意率达90%以上，无重大医德医风问题投诉	科室护理人员能遵守职业道德规范，但要求不够严，护理人员服务态度测评满意率达70%以上，无重大医德医风问题投诉	未能遵守职业道德规范，问题较多，护理人员服务态度测评满意率在70%以下
行政管理 （0.3）	管理能力	0.14	14	1. 努力学习管理科学知识，有较好的组织协调能力、决策能力、表达能力和文字水平； 2. 任期内科室被评为先进护理单位1～2次	1. 努力学习管理科学知识，有一定的组织协调能力、决策能力、表达能力和文字水平； 2. 任期内科室被评为先进护理单位1次	1. 能学习管理科学知识； 2. 任期内科室未被评为先进护理单位	1. 组织协调能力差，护理单位问题较多； 2. 护理单位发生违规违纪问题较多
	作风纪律	0.08	8	1. 护士长以身作则，办事公道正派，民主测评满意率达90%； 2. 护理人员无违规违纪现象	1. 护士长以身作则，办事公道正派，民主测评满意率达85%； 2. 护理人员无违规违纪现象	1. 护士长民主测评满意率达75%； 2. 护理人员偶有违规违纪现象发生	1. 护士长民主测评满意率达75%以下； 2. 护理人员有违规违纪现象发生
	卫生经济	0.08	8	严格遵守医疗收费管理制度，无乱罚乱收费现象发生，无患者投诉	无乱收费罚款现象发生，无重大问题投诉	偶有错、漏、欠收现象发生，但无乱罚款现象	有乱收费乱罚款现象发生
科研 （0.1）	论文科研	0.1	10	护理单元在省级以上期刊发表论文2篇以上（其中护士长第一作者1篇以上），有护理科研成果	护理单元在省级以上期刊发表论文1篇以上或全国护理学术会议交流1篇（其中护士长第一作者1篇）	护理单元在院刊发表论文1篇以上或按有关管理规定投稿参加学术会议交流（其中护士长第一作者1篇以上）	未在公开期刊与专题护理学术会议上发表论文
合计		1	100	优秀 （4年360分以上）	合格 （4年360～320分）	基本合格 （4年320～240分）	不合格 （4年240分以下）

2）签订任期目标责任书。任期目标责任书由考评对象依据任期目标拟订。目标责任书的主要内容包括：考评对象本单位的一般情况；任期内要达到的主要责任目标；实施目标的措施；要求医院提供的条件；单位领导确定任期。任期目标责任书由医院主要领导（护士长由护理部主任）与考评对象共同签字，责任书自签字之日起即生效。

3）落实任期目标责任。任期目标责任书签订前，考评对象应组织本单位全体人员认真学习，逐项研究。责任书签订后应制订落实计划，认真贯彻执行，确保任期内达到预期目标。

4）考核。任期目标考核采取年度与任期考核相结合，任期满进行全面综合考核，未满任期的与年度专业技术职务考核结合进行。考核程序包括：①述职报告，考评对象对照本人任期目标内容分三个方面进行述职，即任期的主要成绩、存在问题及今后的打算；②民主测评，参加述职报告会全体人员结合考评对象的工作表现与业绩，采取无记名投票方式进行测评；③考核检查，主管部门根据民主测评结果和考评对象工作业绩进行综合的考核评定；④医院领导评议。

5）考绩管理。任期目标考核采取百分制记分法，每年为100分，任期四年为400分，考评结果分优秀（360分以上）、合格（320～360分）、基本合格（320～240分）、不合格（240分以下）四个等级，并应用计算机进行考绩评定与管理。

对任期考核优秀或合格且未达到最高任职年限者，给予留任、连任，其中优秀者可连任三届，并给予奖励。对任期考核不合格者，终止任期，报请免去行政职务改担任技术职务工作。考核评定材料统一由主管部门存档。

（六）护理人才的使用

1. 护理人才的使用原则

1）德才兼备，量才而用。做到人事相宜，事得其人，人尽其才，才尽其用。如按职称上岗，做到因岗设人，充分发挥人才潜能。

2）知人善任，扬长避短，各尽所能。

3）才能相称，职能相当。做到职务与知识和能力相宜，如科研人才不能安排到管理岗位上，避免人才所学非用，造成人才浪费及工作损失。

4）以责授权，做到责、权、利相一致。

5）优化结构，合理流动。注意解决人才的老化和更新，保持人才的优化结构。

6）把握时机，及时使用。即根据人才发展规律，在人的才能最活跃的阶段及时使用，不要等到人才的总结阶段才使用。

7）用人不疑，疑人不用，充分信任人才。

2. 留住护理人才的措施

如何才能留住人才，减少人才流失至关重要。它是未来护理事业发展的需要，也是未来社会需求的需要。目前人才竞争激烈，护理人员流动大，如何留住人才已成为管理者的重要任务。要留住人才，根据作者的体会应处理好以下几个问题：①在人才选择时，应尽量选择对护理事业有兴趣者，能视护理为终身职业，并培养具备南丁格尔式的"燃烧自己、照亮别人"的精神的人；②要想方设法为人才提供必要的工作条件，以满足人才自我实现的需要；③对作出贡献的人才要及时给予奖励，通过激励的手段，调动人才的积极性，增强凝聚力；④及时了解人才生活上的困难，并致力给予改善，解除后顾之忧；⑤积极帮助塑造专业形象，提高社会地位；⑥鼓励人才自我发展，通过各种途径再接受高层次教育，获护理硕士、博士学位，走向护理高级职称的角色，同时积极激励人才发挥潜能，使其乐于为护理事业的发展作出贡献。

第四节 护理教育管理

教育管理是贯彻教育方针、实现教育目标、提高教学质量的前提与保证。护理教育管理是教育管理在护理教学中的具体化，其目的是提高教学质量、向社会输送合格的护理人才。学习护理教育管理，可以帮助学生理解护理教育中的计划、组织、领导和控制等管理过程，明确教育管理的基本理论知识及内容，以更好地维护教学秩序，实现教学过程的良性循环。

一、护理教育管理概述

护理教育管理对完成护理教育目标、提高护理教育质量具有重要意义。要求管理者必须根据国家的教育方针、政策、任务办学，将教学规律作为制订相应管理措施的指导原则，在学习国外先进教育思想及管理经验的基础上，结合我国的实际努力探索具有中国特色的护理教育管理理论、管理制度及管理体系。

（一）护理教育管理的基本原则

1. 方向性原则

要求护理教育管理必须适应社会主义政治、经济及文化发展的客观规律，将国家的教育方针和培养目标作为工作的出发点，制订教学计划，组织教学过程，进行教学控制，尊重教学工作的基本规律，正确处理理论与实践、政治与业务、知识与智能、课内与课外的关系，以培养社会所需要的护理人才。

2. 有效性原则

有效性是教育管理中的基本目标，要求教学管理的一切方针、政策、法规、方法等的制订，必须使教学中的人力、物力、财力、时间、信息等资源得到高效利用，用最少的资源获得最佳的教学效果。

人力资源的管理要充分发挥人的作用，注意充分调动人的积极性，挖掘人的潜力。尽量做到人尽其才，才尽其用。重视对教职员工的培养和提拔，充分发挥员工的潜力。

物力方面的管理要做到物尽其用，提高物资设备的利用率。努力使有限的物力资源充分发挥作用。

财力方面的管理要加强财务制度的计划性，周密地进行财务预算。在经费确定的情况下，分清事情的轻重缓急，保证有计划的开支。建立严格的财务管理制度，做到账目健全，事事有细目表，定期公开财务收支情况。

在时间管理上，要学会科学地安排、计划及利用时间，减少时间的消耗。在管理中要做好周密计划，重视时间的使用方法，根据科学规律合理安排时间，注意劳逸结合，保护师生的身体健康。

3. 科学性原则

要求教育工作者要按照客观规律办事，正确处理好主观与客观、理论与实际、传统经验与现代管理科学之间的关系，使管理思想、方法和手段科学化。管理思想科学化即教育领导者要学习护理学、教育学和管理学的先进经验、先进知识，并将学到的知识应用到教育管理实践中。总结自身和别人的经验，找出规律并指导自己的实践。管理方法和手段科学化，即从实际出发，结合传统的管理经验和现代化科学技术的发展成果，正确运用各种现代化的管理手段及方法，以提高护理教育质量和工作效率，如应用系统分析的方法、计算机技术和电化教学的手段等。

4. 民主性原则

要求管理者将全体教职工既看成是管理的客体，又是管理的主体，每个组织及成员既接受管理，又参与管理，为实现教育目标而相互合作，相互监督。教学管理中发扬民主，组织全体教职员工关心教学、讨论教学、监督教学。教师是学校教育工作的主力军，也是学校管理的主体。必须信任、帮助、关心和依靠教师，合理安排教师工作，鼓励教师改革创新。深入教师队伍中，真诚互助，交友谈心，充分听取教师对教学的意见，强化其责任感及主人翁意识。

5. 灵活性原则

教育管理的灵活性原则必须以规范性为前提。规范性是指按照国家护理教学的基本目标和方向，执行规定的办学方向和人才规格标准。建立健全的规章制度，稳定学校秩序，真正把护理院校办成好的、教书育人的场所。使各项工作有章可循，井然有序，职责分明，奖惩合理，为提高教学质量提供必要的条件。在规范办学的同时又要考虑到国家各个地区发展的不平衡、生源不同、师资力量不同等因素，采取灵活的执行措施。例如对于如何达到教育目标，各个学校可以采取不同的、适合本校实际的管理方法。而且当内外部环境条件基本成熟时，可以对部分计划加以调整或修改。可以制订特色教材，采用灵活多样的教学方法，形成自身的办学及良好的教学风气，并不断改进和完善各种教学管理。

6. 创新性原则

教学秩序要保持相对稳定，频繁改变会在学生和教师心理上产生混乱情绪，也不利于积累经验。但是世界科技日新月异，新技术层出不穷，人们的思想观念也在不断更新，教育必须不断发展变化，进行必要的创新。目前我国的护理教育还不能主动地、完全适应社会的需要，教育思想和理论还有待于进一步完善与创新。只有对护理教育的管理体制、管理方法不断创新、发展，才能使教育面向现代化、面向世界、面向未来，不断满足社会对护理人才的需求。在创新中，要从实际出发，发扬民主，充分酝酿，科学论证。

（二）护理教育管理的研究任务

1）研究教学及其管理规律，树立正确的学校管理思想；用科学的学校管理理念武装广大学校管理工作者。

2）完善学校的管理体制，理顺关系，健全制度，有效地发挥各级管理组织的作用，强化法制和常规管理。研究并组织实施教学改革，努力调动教师和学生教与学的积极性。

3）建立稳定的教学秩序，保证教学工作正常运行；充分发挥管理职能，调动人的能动性，有效利用各种管理资料，促进管理方法与手段的科学化、现代化，提高学校管理工作的效能和水平。

4）建立具有中国特色的社会主义高等医学教育体系，不断提高护理人员的思想素质和业务素质，从定性管理走向定量管理。

二、护理教育管理的内容

（一）护理教育教学组织管理

教学组织管理是按教学计划实施的管理，也是教学活动最核心、最重要的管理，它是指以教师为主导、以学生为主体、师生相互配合的教学过程的组织管理。

1. 教学过程管理

（1）学校教学过程管理

在教学过程的管理中，应抓好中心环节。开学前应以制订计划为中心环节，使各项工作在开学初期能按计划、有条不紊地进行，为教学的开始做好人、财、物等各方面的准备。开学初期以组织教学实施及日常的监督为中心环节，层层落实计划，保证各项教学活动的正常进行。期中阶段应以全面检查为核心，及时发现教学中所存在的问题，以便及时解决及控制。期末应以全面的考核及总结为重点，以计划为标准，对教学的各个环节进行全面的考评。对于教学过程和教学效果的评价，可以由学校教学办公室统一组织进行。在整个教学过程管理中，要注意加强集体备课制，组织教师进行教学方法、教学手段的改革。

（2）临床实习教学过程管理

临床实习的管理要注意选择好基地，实习医院应该具备病员充足、病种较多、带教人员能胜任教学工作等条件。注意做好对临床教学各个环节的组织领导，加强定期检查，做好总结工作。总结的内容一般包括实习收获、效果、教学计划完成的程度及质量等内容。在总结的基础上分析实践教学环节中存在的主要问题和解决这些问题的经验教训，并提出今后管理方面应注意的问题等。

2. 教学档案资料的管理

教学档案资料管理是教学管理的一个重要组成部分，是教学工作的信息库，对总结教学经验、改进教学、提高教学质量具有重要的意义。教学档案资料的管理内容及方法如下：

（1）教学文件的管理

主要包括国家及上级教育部门等下发的教育工作方针、政策、法令、条例、规划及制度等；本校制订的各种教学管理条例、规章制度、管理决议；每年的教学运行指令、总结、重要会议记录等。一般由教务处及各教研室派专人负责，进行收集、分类整理及保管。

（2）教学大纲及教材的管理

第一，教学大纲的管理。护理院校的教学大纲是各课程教师组织教学和学生学习的指导性文件，也是考试命题的依据和学生准备考试的复习提纲。要求教师安排讲授和实习实验内容时，必须按教学大纲要求，完成教学大纲所规定的教学内容。教研室和教师可以用不同的教材，指定一些参考教材或者发放一些教学参考资料，但必须在完成教学大纲规定的教学内容基础上进行。教师安排课外阅读资料，也必须在完成大纲的前提下，发挥教师个人的专长，介绍本学科最前沿的研究成果，拓宽学生的知识面。

教学大纲的管理包括每学期检查各门课程教学大纲的实施情况，同时向有关人员提出修改意见。不但授课教师人人有教学大纲，也要向学生发放大纲，教师不能额外编写复习提纲，教学大纲就是课程的考试大纲。

第二，教材的管理。教材的编写、选择及其质量是影响护理教育教学质量的重要因素。教材管理是行政管理的一个重要方面，教材的编写要根据培养目标和教学大纲的要求及高等护理教育的特点和社会的需求，叙述基本理论、基本知识、有定论的科学资料和最新科研成果，同时编写必要的辅导材料和实习大纲或指导，为更好地完成临床内容的学习和实践创造条件。

教材要根据院校情况择优挑选，首选行业规划教材。选用的教材形式和内容应该体现教育观念的转变和教育改革的成果，体现相关学科发展的水平和要求。教材应具有相对稳定性，符合课程教学大纲的要求，满足教学过程的全部需要。教材选定后要经过教研室主任签字后逐级审批，然后购买。凡列入选用计划的教材，教师不得随意更改。

有时为了更好地适应本地区的特点，需要自编教材。护理自编教材的编写要注意内容少而精，在照顾到地区特点的基础上，尽量减少内容。教材内容的容量要按照国家教育行政主管部门规定的每学时字数安排，不得超出大纲要求，以免增加学生的学习和经济负担。各种教材要注意内容适时，以适应学科的发展和社会的需要。

3. 教务档案的管理

教务档案的管理主要包括四个方面：

（1）学生档案

学生档案即学生名册及有关文件，是对学生基本情况的最可靠的文字记录资料的总和，包括学籍档案、在校的学习成绩及其他方面的发展及表现、健康状况的登记等。学生档案一般由教务处负责统一整理及保管。

（2）教师业务档案

包括教师的个人情况、业务考察记录、晋升、奖惩等情况的记录等。一般由学校的人事部门负责整理及保管。

（3）教学组织资料

教学日历及进度表，各种教学统计、报表、教学总结及各类有关的文件。

（4）教研及教改资料

包括对所有教学改革资料的收集、整理、分析、总结及保存。一般要求按照改革的课程或改革的主题进行分类，由教务处统一保管，各教研室也应保存与教学改革有关的各种档案。

（二）护理教育学生管理

1. 学生管理的基本原则

（1）加强管理与积极教育相结合的原则

学生的思想教育管理以培养学生为根本目的，学生管理制度和学生行为规范的制订与实施，都应着眼于培养目标的实现，促进学生健康成长。对学生的思想教育和行政管理是相辅相成的。学生良好行为的培养和训练，离不开严格的管理。教育管理者要注意把思想教育工作贯穿于管理工作的始终，同时充分发挥行政管理的教育职能。

（2）教育管理和自我教育相结合的原则

学生管理既要发挥教育管理者的主导作用，又要引导和培养学生自我教育及修养的能力。教育管理者要深入了解学生，做学生的知心朋友，充分调动其主观能动性。

（3）严格要求与尊重学生相结合的原则

学生有自身的特点，要注意尊重他们的人格、身心特点和个性。要注意培养学生的责任心，保护他们的自尊心，注意正确引导，平等对待。学生精力充沛，求知欲强，兴趣广泛，感情丰富强烈，富有理想，易受外界的影响而情绪波动。管理者要注意正确引导，创造条件满足他们的合理要求。学生的个性特征千差万别，教育管理者要注意按照规章制度办事，但不能阻碍其优良个性的发展。

（4）严肃纪律与解决问题相结合的原则

对学生的管理，要注意培养其维护教学秩序和参与集体生活的良好习惯，规定一系列的规章制度并严格执行。但学生管理的目的不是约束，而是解决他们在学校中所遇到的具体问题，促进他们的健康成长。

2. 学生管理的实施

（1）制订管理制度及行为规范

主要依据国家教育行政主管部门颁发的《学生守则》，并根据实际情况设立相应的规范及制度，注意引导学生自觉遵守各项制度所规定的内容。

（2）制订管理的实施计划

学校党政各级部门都要像制订教学计划一样认真检查学校、学院或专业的政治思想教育计划，要求以爱国主义教育为中心，从护理院校学生大部分为女性的特点出发，制订内容新颖、形式多样、分层次、分步骤的实施计划。

（3）组织上进行协调

要在学校党委的统一领导下，统筹安排，分工协作，发挥学校各级党政工团、学生会、广大教职员工的作用，进行协调和控制。

（4）开展检查和评比

注意发扬民主，上下组合，建立完善的评比制度，总结交流经验，发现问题及时解决。同时对学生进行学年总结、操行评定、奖学金评定等。

（三）护理教育质量管理

教学质量是教学成果的质量标识，合格的教育过程主要看受教育者在这个教育过程中所获得的知识存量及能力的提高程度，好的教学质量是通过整个教育过程获得的。

1. 计划过程的质量管理

教学计划是培养人才的总体设计图，是教学过程据以实施的依据，是保证教学质量的重要环节。特别需要强调的是，随着医学的发展，护理学的知识结构已由生物学扩展到心理科学和社会科学，护理对象已由单一患者扩大到全社会的人群。

作为医学教育管理者，应及时根据各种反馈信息，检查和修订原有的计划、方案和制度，使人才培养计划能主动适应当前社会的需要及未来医药卫生事业对人才的需求。

2. 教学过程的质量管理

教学过程的质量管理，在于搞好教学过程各个环节的质量管理，主要包括科学地组织人力、物力，做好各教学环节的准备工作，明确各个教学环节的要求和进行程序，抓好课程建设；建立和健全教学检查制度和总结评估；对于护理专业的学生要突出加强实践教学环节的质量管理，应制订专门的规章制度，如实行教学查房制度、护理病例讨论制度，以此来制约教学质量。明确教学要求，制订专人负责教学过程的管理并进行必要的考核。实行严格的考核制度，重视考核结果的分析和考核方法的改革。

3. 辅助过程的质量管理

教学辅助系统也可称为教学支持系统，它是为教学过程服务的各项工作的总称，如制订校历表、学生作息时间表等。搞好教学辅助过程的质量管理，对稳定教学秩序和提高教学质量有十分重要的意义。

4. 毕业生质量反馈管理

加强对教学质量的跟踪调查和分析，是做好教学质量评价的一项重要措施。毕业生质量的调查是对教学质量进行的高层次质量分析，其反馈信息对学校的办学方向、教学改革的研究和实施都具有重要意义。跟踪调查学生从入学到毕业走上工作岗位后的情况，并对积累的各种教学质量数据进行数据分析和统计处理，是科学化教学质量管理的重要依据。

（四）护理教育财务管理

护理院校的财务管理对于正确地筹集、分配及合理使用资金，不断促进教育事业的发展，促进校园建设，保证教学及科研等各项任务的完成具有重要意义。

1. 财务管理的原则

（1）效益原则

效益原则即力求以最少的经济消耗，培养出更多更好的护理人才。贯彻效益原则，必须从宏观及微观两个方面加强管理。宏观管理包括校园布局、专业设置、人才结构及社会需求等；微观管理包括教学、科研及资金的消耗、仪器设备的利用率等。

（2）综合平衡原则

要求根据院校本身的情况加强财务计划管理，搞好综合平衡，在资金安排上应保证重点、兼顾一般、量入为出、留有余地。

（3）依法办事原则

在财务管理中必须贯彻财务制度及财经法规。要求建立健全的财务制度，不能超越制度及法规自行其是，以防引起财务混乱。

2. 财务管理的内容及方法

护理院校的资金主要是国家拨给的教育事业费及基本建设费，其次是各院校自筹的资金。为此，各院校财务部门每年必须根据本院校的实际情况，编制综合的财务计划。按照国家的财政方针、政策及财务管理制度，正确筹集、合理分配及使用资金，以提高资金的使用效率，避免浪费，保证教育事业发展的需要。

（1）教育事业费的管理

教育事业费是国家用于教育事业发展的资金，一般称为"预算资金"或"教育经费"。教育事业费用包括劳动工资、助学金及奖学金、设备图书购置费、修理费、科研经费、业务费及其他各项费用。教育事业费的预算及支出，要严格贯彻执行国家各项财政制度及财政纪律，按照国家预算支出的规定及范围，认真组织核算及管理。

（2）预算外资金的管理

预算外资金是国家财政年度内分配的教育事业费以外的资金，由各院校在国家的方针、政策及财务规章制度允许的范围内，通过各项活动所获得的经费。预算外的资金主要来源于计划外办学、转让技术成果、协作科研、各项赠款及资助款项等。

预算外资金的筹集，必须执行国家的财政方针、政策、法规及财政纪律，不得妨碍教学、科研等各项业务工作的正常进行。预算外资金必须纳入财务部门统一管理、统一核算。使用预算外资金应做到先收后支，合理使用，严格管理。

（3）财务监督及核算

财务监督是财务管理的一项重要内容，其目的是维护国家关于经济工作的方针及政策，更好促进学校的财务管理，提高经济效益。财务监督的方式一般包括对财务预算、经费收入及使用、经费使用效果的监督。通过监督，可及时发现问题，采取措施纠正问题，保证各种费用的合理使用。

第五节　8S 管理模式在护理教学管理中的应用研究

近年来，随着高校护理专业规模的扩大，为满足实践教学的需求，高校对实训室建设的投入也在逐步增加。在此基础上，如何高效管理实践教学、培养高素质技能型人才，成为亟待解决的问题。传统的教学由教师或实验员课前准备好实训用物，课后进行整理，逐渐导致学生依赖性增大，责任心减弱，严重影响护理专业学生职业能力和素养的培养。因此，在高校护理专业实践教学课程的管理中引入 8S 管理模式，加强对实训室及护理专业学生的管理，提高学生实践教学效果，培养职业素养是很多高校面临的一个重要问题。

所谓的8S，指的就是整理（SEIRI）、整顿（SEITON）、清扫（SEISO）、清洁（SEIKETSU）、素养（SHITSUKE）、安全（SAFETY）、节约（SAVE）、学习（STUDY）八个项目，因其罗马发音均以"S"开头，简称为8S。

一、运用前"4S"管理，规范实训室常规管理

（一）整理物品，分类整顿

为规范实训室常规管理，首先需要对所有用物进行整理，坚持"有用留之，无用弃之"的原则，根据各实训室不同特点进行不同整理，如基础护理实训室（模拟病房），低值易耗品和可重复使用物品进行分柜放置，一次性用物根据有效期前后放置，避免浪费，同时为各操作项目摆放标准盘，制作塑封小卡片，包含盘的名称和所需用物，不仅方便教师使用，同时也为护生练习时提供相应的参考标准。配套操作物品置于同一柜内，再按照物品的使用频率将常用物品放于柜子中层易拿取处，不常用的放于下层，极少用的放于上层，药品单独放置一柜，放于通风干燥避光处，药物按照内服、外用、注射等分类放置，整顿完毕。最后将所有实训室各标本柜贴上物品标签，固定摆放位置，每一柜子拍照打印出照片贴于柜子左上方，保证使用人能容易找到所需物品，并且能按照要求归还后摆放好。部分特殊物品管理按照"三定"（定人保管、定点放置、定期消毒检查）要求，如紫外线消毒灯管由一名同学统一管理，保证规范使用管理。每次课后由责任组长带领成员完成整理归类，保证床单位及治疗车"四无"（无污染、无褶皱、无乱放、无垃圾），然后组间互查，互相督促，最后由带教老师检查后方可离开，将以上内容均其计入学生该科目平时成绩（平时成绩占该课程总评50%，注重平时考核），提高学生积极性。

（二）及时清扫，保持清洁

清扫是8S管理模式中最基本的一个步骤，往往配合整理整顿共同完成。清扫指的是将现场处于无垃圾、灰尘的整洁状态。制订清扫要求和值日表（按责任组分），每次课后先由小组组长带领组员完成所在床单位的清理，实训用物的检查及整理，剩余公共部分再由值日小组完成清扫，由班级大组长及授课教师进行最后检查，让全体学生都有参与感，逐渐培养责任心；每个项目各班练习并考核完成后，各班轮流进行实训室大扫除，做到进行彻底清洁，不留死角。

二、运用后"4S"管理，提升学生职业素养

（一）注重安全，规范操作

作为实验室管理的一项重要内容，强化实验室安全管理，建设教学科研正常运行及不断创新的实验室安全保障体系，是高校实验室管理职能部门不可忽视的一项重要工作。完善安全制度，制订应急预案，如学生发生针刺伤，出现晕针、输液反应等的处理流程，形成规范的上墙制度，授课教师对首次进入实训室的学生应告知其护理实训室安全规章制度。在实践教学过程中，从学生角度来说，实训过程中存在安全隐患的问题应及时发现并解决，例如，紫外线消毒灯由各班设置专人负责，练习各种注射法时注意防止针刺伤的发生，体

温计破裂后水银的处理方法，氧气瓶等危险物品贴上特别提示等，在此过程中注意激发学生的安全意识和主人翁的意识。实验课后的废弃物品采取集中消毒处理，被污染的注射器及输液器使用后放入医疗废物锐器盒里，生活垃圾和医疗污染垃圾分开放置，医疗垃圾送入附属医院医疗垃圾回收站，以免废弃物品流落社会再利用，普遍提高了学生的环保意识。从患者角度来说，时刻提醒学生把模拟人当真实患者，保证其安全。各组学生在课前课后报备实训室设备、门窗、电源开关、灯管等用物损害等情况。

（二）节约成本，提高效益

教师随时在课程中向学生倡导节约的重要性，医疗器材实行使用登记制度，并定期由分室负责人进行检查统计，有无浪费现象出现。因大部分操作在模拟人身上完成，因此大部分低值易耗品可循环利用，如溶液、纱布、碘伏、治疗巾等。初次练习注射时，将未在真人身上使用过的注射器分发给学生进行药液抽吸练习，更换针头，重复使用，节约成本，同时师生发挥创造性思维，将部分物品进行改造，创造练习条件，如将输液管道固定在模拟人身上，练习穿刺手法。真空采血管在模拟手臂上采完后，倒出模拟血浆后再用注射器抽出空气，即可重复使用，大大节约成本，提高课堂效率和学生实践动手能力。

（三）不断学习，提高素养

实训室模拟医院环境，从第一学期第一节实训课开始就把学生当成护士来要求，进入实训室的全体师生衣着整洁，整理发型，不能佩戴首饰，保持仪容仪态，言谈举止文明，养成良好的职业习惯，形成依规行事的工作作风，成为严谨、认真、负责的人。另外在每次实训课提前告知实训内容，让学生提前预习，到实训室后先自行准备相关用物，再与教师的标准盘进行对比，牢记所缺，逐渐减少依赖心理。课后各组清扫整理后不定期进行各组间的评比，从着装、课堂表现及用物整理等方面综合评出最佳小组，给予平时成绩加分，增加竞争意识，促进相互学习。

在"8S"管理理念的支撑下，逐步加深对高校实训室自身管理发展新途径的探究，将理念落实，在此基础上不断创新，逐渐促使实训室及学生管理工作步入规范化、科学化、创新化的轨道。

第七章 护理专业应用型人才培养模式探析

第一节 应用型人才内涵及培养目标

随着改革开放的深入和社会主义市场经济的发展，应用型人才培养成为中国高等教育改革发展的战略任务。如何使培养的应用型大学生成为既有知识技能和坚定的职业操守、高尚的职业境界和崇高的道德理想，又拥有马克思主义理论品质，并具有社会主义核心价值观的应用型人才，成为现阶段研究的重点。

一、应用型人才的内涵及特征

（一）应用型人才的内涵

应用型人才的概念与学术型人才的概念是相对的，二者所擅长的专业领域是不同的。所谓的学术型人才，指的是那些专门对客观规律进行研究，进而发现科学原理的人才，其所承担的主要任务是要将自然科学和社会科学领域中的客观规律转化为科学原理。而应用型人才则指的是熟练掌握专业知识和技能，并能够将其运用到实践中的专业人才。对于应用型人才来说，通过对专业理论知识的运用，将其熟练应用于技术管理、技术服务等方面的工作。当前社会对应用型人才的需求极为迫切，他们是行业技术的领军人物和建设者，是具有良好技术素养的专业人才，符合社会的发展需求，是未来经济发展的奠定者。

应用型人才所具有的知识结构主要是科学的知识体系，其任务是利用已经被人类发现并且掌握的科学原理，应用到社会发展的实践中，而不是去发展和寻找客观规律。一般来说，应用型人才所从事的工作都与生产和社会生活密切相关，能够为社会创造出直接的价值和财富。在对应用型人才进行培养的过程中，学科知识的教学仍然是最为基本的东西，但却并不是培养应用型人才的唯一价值。根据劳动市场对人才的需求，对应用型人才的课程教育可以适度偏离学科知识的系统性，为了满足学生的职业发展需求和自我发展意愿，对他们的教育可以不用再专注于专业的学科知识。在这种应用型人才培养的指导模式下，对学校的教学评价标准也应做出调整，不应再过于重视教学的学术水平，而应转为重视受教育者对知识和能力发展是否满意，所培养的人才是否满足社会的需求，是否有利于可持续发展的需要。

（二）应用型人才的特征

应用型人才所具有的特征主要表现在以下几点：

1）对本专业通用的基本技能和实用技术能熟练掌握，并且对所从事的岗位具有很好的适应性。

2）能对专业相关知识进行系统的综合和应用，并保持有持续努力学习的意志和能力。

3）对所从事岗位工作中存在的问题有敏锐的洞察能力，并能找出相应的解决办法。

4）具有良好的合作意识和进取精神，还具有强烈的社会责任感和勇于批判的精神。

二、应用型人才培养的目标及要求

（一）人才培养目标的内涵及要求

作为高素质应用型创新创业人才，在知识、能力、素质三方面应具有的内涵是：具有一定的科学文化与通识教育基础和扎实的本专业理论功底；具有较强的自主学习与发展能力；具有必要的相邻专业知识、有较广的专业适应面；擅长专业知识、专业技术的应用，有综合运用所学理论知识发现和解决实际问题的能力；有一定的技术创新、集成创新和管理创新能力；有较强的创业意识与创业能力；具有敬业精神、实干精神、团结协作意识等良好的思想道德素质。

围绕上述内涵，应用型人才培养必须科学设计人才培养方案，切实完善知识、能力、素质结构的内容，并努力促进三者协调发展，才能保证应用型人才的培养质量。

1. 优化以职业生涯可持续发展目标为导向的知识结构

合理的知识结构是形成应用型人才核心能力和综合素质的基础条件。由于应用型人才培养的就业面对应的是行业企业的职业群，因此，要以大学生将来的职业生涯可持续发展目标为导向，遵循知识结构的整体相关性、社会适应性和动态开放性的基本要求，坚持以学科知识为核心，以专业知识为主干，以通用知识为基础，以岗位知识为重点，以创新创业知识为拓展，使学生既掌握职业岗位所必需的专业知识、技术应用知识，又掌握系统的学科知识和科学文化方面的通用知识，还有创新创业方面的知识，使培养的人才成为适应社会需求的应用型人才。

2. 强化以专业实践能力为核心的能力结构

能力结构对应用型人才的岗位职责适应性和工作创造性都具有一定的决定作用。劳动力市场对应用型人才的要求是要具有较强的复合能力，因此必须要重视培养应用型人才的综合能力，尤其是要加强对他们的专业实践能力培养。从应用型人才的社会要求来看，应着重培养他们的专业知识、实践能力、职业技能和创新能力等。根据人才培养目标和规格，将其培养为综合能力较高的复合性应用型人才。

3. 内化以职业素质为核心的综合素质结构

对应用型人才职业素质的培养，主要是培养他们健全的人格，包括创新创业意识、团结合作意识、爱岗敬业精神和理性思维能力等。对于综合素质较高的应用型人才来说，其不仅要具有丰富的知识储备、良好的专业素质和健康的心理素质，同时还要具有良好的社会适应能力和较高的思想道德素质，这样所培养出来的应用型人才才能发挥出更大的社会价值。

（二）人才培养的目标与特质

我国高等教育法对高层次的人才培养目标做了明确规定，即"应当使学生比较系统地掌握本学科、专业必备的基础理论、基本知识，掌握本专业必要的基本技能、方法和相关知识，具有实际工作和科学研究工作能力"。教育部《关于进一步加强高等学校教学工作的若干意见》进一步指出，今后高校教学工作的主要任务是"着眼于国家发展和人的全面发展需要，要坚持知识、能力、素质协调发展，深化教学改革，注重能力培养，着力提高大学生的学习能力、实践能力和创新能力，全面推进素质教育"。综合教育法的规定和教育部的要求，多数应用型高校确立的人才培养目标是高素质应用型创新创业人才，其主要特质是"广适应、擅应用、能创新、会创业"。

三、应用型人才教育的特征

应用型人才教育作为一种新型的教育方式，既具有高校教育的一般特征，又具有鲜明的特色。

（一）应用型人才教育必须符合高校教育的基本要求

《中华人民共和国高等教育法》关于高校教育学业标准的明确规定是："应当使学生比较系统地掌握本专业必需的基础理论、基础知识，掌握本专业必要的基本技能、方法及相关知识，具有从事本专业实际工作和研究工作的初步能力。"因此，应用型人才教育必须符合高等教育法关于高校教育学业标准的规定，不能因强调应用性而降低学业标准，忽视必备的基础理论、基础知识教育，把应用型教育培养高级应用型人才的要求降为普通的技能应用型人才。

（二）应用型人才教育必须充分彰显应用型特点

1. 注重能力培养

在教育观念和教学过程中，更注重学生的学习能力、就业能力、转岗能力和创新创业能力，培养的人才能够下得去、留得住、用得上、干得好。

2. 面向生产线

以培养生产、工程、管理、服务一线的高级应用型专门人才为根本任务，为地方经济建设和社会发展服务，推广高新实用技术，提升企业的科技含量，提高产品的市场占有率。

3. 强化实践性

实践教学强调与生产一线的实际结合，实行工学结合、校企合作等培养模式，重视生产实习、毕业实习等各类实践教学环节，实践教学在人才培养方案中占较大比重。

4. 突出应用性

以适应地方企业和行业发展需要为目标，以工程应用为主线构建学生的知识、能力、素质结构和人才培养方案。学生具有基础扎实、适用面宽、技术应用能力强、素质高等显著特点。

5. 强调师资实践能力

专业师资队伍是一支既能从事教育教学，又能从事工程实践的"双师型"队伍。

四、应用型人才的培养规格

应用型人才作为一种特殊类型（应用型）、特殊层次（高级应用型）的人才，它在培养规格上和其他类别、层次的人才一样，由知识、能力和素质三大基本要素构成。

（一）人才的知识、能力、素质的基本内涵

人们常说的知识指的是人类认识客观事物和对客观规律的积累。人才应具备的知识储备主要有一般的科学文化知识、本专业知识和相邻学科专业知识等。人才提高自身能力和素质的基础就是知识的储备，如果一个人不具备丰富的知识，那么就很难在综合素质方面达到较高的水平。

在高校中，对应用型人才的培养，首先要让学生掌握扎实的知识基础，这是提高他们能力和素质的前提条件。

人才的能力是在掌握一定知识的基础上，经过实践锻炼形成的。人才应当具备较高的综合能力水平，具体来说主要有获取知识的能力、运用知识的能力、解决实际问题的能力、创新创业能力和适应社会的能力等。人才所具有的知识与能力之间可以相互作用，丰富的知识积累有助于提高人才的能力，同时人才具备较强的能力又可以促使其获取更多的知识。

人的素质是指将从外部获得的知识和技能，通过个体的认识和实践，从而将其内化为自身的综合性品质。人才的素质主要包括科学文化素质、专业素质、身心素质和思想道德素质等。个人所具有的较高素质具有很强的能动作用，可以促进个人知识、能力的拓展，并更好地发挥作用。

人才的知识、能力和素质，三者间的关系密切。其中，基础是知识，素质是核心，关键是能力。高校在对应用型人才培养的过程中，必须注重知识、能力和素质的统一培养，在学生身上实现三者的协调发展，满足人才市场对应用型人才的总体要求。

（二）应用型人才的结构及其相互关系

1. 知识结构

知识结构主要由科学文化知识、基础理论知识、专业知识和相邻学科专业知识四部分构成。科学文化知识包括自然科学和人文、艺术、外语以及社会科学等方面的基本知识，是本专业知识结构的基础平台。基础理论知识是从事本专业所必需的基础理论知识，由数、理、化等公共基础课构成。专业知识是从事专业工作所应具备的专业知识，由专业基础课和专业课构成。对各种知识的掌握，不仅是应用型人才适应技术密集型岗位的需要，同时也是其实现自我提升，不断满足职位变动的需求。随着经济和科技的不断发展，各个学科知识间相互融合、渗透，使得很多跨学科职位应运而生。在这种情况下，学生就必须要在掌握自身专业知识的同时，也要对相邻学科知识有所认识和了解，这样才能满足社会对人才的需求。在应用型人才所具备的知识结构中，基础是科学文化知识，核心是基础理论知识，关键是专业知识，辅翼是相邻学科专业知识。只有注重各类知识的相互渗透，夯实基础，强化核心，突出关键，丰满辅翼，才能切实培养出适应社会需要的高级应用型人才。

2. 能力结构

应用型人才的能力结构主要由生活适应能力、知识获取能力、专业技术能力、就业创业能力、自我发展能力和创造创新能力等构成的。其中，生活适应能力指的是个人适应环境和处理日常生活问题的能力。知识获取能力指的是个人具备科学的思维方式和良好的学习方法，自主学习能力强，善于收集和处理信息。专业技术能力指的是个人对本专业的基础技能和技术规范掌握情况良好，并且可以综合利用所学的专业知识解决实际问题和进行技术分析的能力。就业创业能力是指在就业过程中具有较强的就业竞争力以及敢于创业、善于创业的能力。自我发展能力是指具有强烈的进取心和继续学习意识，能承受挫折和失败，在总结正反两方面经验的基础上不断完善自身的能力。创造创新能力是运用所学知识创造性解决技术难题，积极开展技术、管理、服务等方面的创新能力。

3. 素质结构

应用型人才的素质结构主要包括科学文化素质、思想道德素质、专业素质和身心素质等。其中，科学文化素质包括自然科学、人文科学以及社会科学等方面的知识与素养。思想道德素质包括正确的政治观念，坚定的理想信念，科学的世界观、人生观、价值观，高尚的道德情操等内容。专业素质包括对专业知识、专业技术等内容的掌握程度及应用能力。身心素质包括健康的体魄和良好的心理。其中，处于主导地位的是思想道德素质，应用型人才素质是灵魂。人才只有具备良好的思想道德素质，才能在科学文化素质和专业素质方面得到更好的提升，才能始终保持良好的心理状态；而良好的思想道德素质是企业录用人才的关键，对科学文化素质、专业素质以及身心素质的发挥具有重要的推动作用。

第二节　护理专业应用型人才培养的实现途径

应用型高校要根据护理专业应用型人才培养的要求，有效实现既定的人才培养目标，应着力推进以下几方面的工作。

一、设置面向护理专业发展的应用型学科、专业

设置符合地方经济发展方向、布局合理、适应护理教育发展需要的护理专业应用型学科、专业，是实现护理专业应用型人才培养目标的重要前提。因此，应用型高校必须紧紧围绕护理专业应用型人才培养目标来设计学科、专业。

（一）在学科和专业关系上，要确立护理学科建设为专业发展服务的思路

应用型高校要将学科建设的重心放在支持护理专业应用型专业建设上，学科建设脱离专业建设是不利于实现应用型人才培养目标定位的。因此，在护理专业学科建设上应有所为有所不为，即对应用型专业建设和发展有支撑作用的学科要着重发展，对于非应用型的学科应"不为或少为"。

（二）在专业建设上，必须突出护理专业的应用型人才培养特色

首先，突出应用性强的优势专业。要结合教育部实施的"卓越人才培养计划"，选择基础好、应用性强的优势专业，进行重点建设，强化特色，着力打造应用性强的品牌专业。其次，积极设置新的应用型专业。要紧跟社会经济发展需要，及时增设市场亟须的应用型专业。再次，要注意建设复合型专业。根据学科交叉综合发展的新变化，探索设置多学科复合型专业，以适应培养高素质复合型护理专业应用型人才的需要。最后，要努力拓展专业的适应性。根据应用型人才培养的"广适应、擅应用、能创新、会创业"的特质，满足护理专业应用型人才对综合知识和复合能力培养的要求，探索推行大专业以及与专业方向相结合的应用型人才培养之路。

二、精心构建彰显护理专业应用型特色的课程体系

课程体系是人才培养模式中的关键环节，是学生知识、能力、素质形成的有效载体。因此，建构科学的课程体系，是护理专业应用型人才培养必须解决的关键问题。由于课程体系设置普遍存在偏重基础理论、局限专业教育、内容与科技发展脱节、实践环节虚化弱化等缺陷，导致培养出来的学生知识面窄、适应性不广、动手能力差、创新创业能力弱。因此，培养护理专业应用型人才必须构建体现应用型特色的课程体系，要处理好四个关系：第一，通识教育与职业教育的关系，不能局限于培养掌握专门技术的职业人，而要培养具有健全人格和可持续发展的"全人"；第二，基础理论教育和专业教育的关系，应用型人才培养在重视基础理论教育的同时，要突出专业教育；第三，科学教育与人文教育的关系，

要使学生既掌握科学知识，又受到人文与道德精神的熏陶；第四，理论教育与实践教育的关系，在注重专业理论传授的基础上，要特别强化实践技能的训练。

三、着力构建突出能力培养的实践护理教学体系

应用型人才培养的教学特点是建立以培养能力为本位的教学体系，教学目标是使学生毕业后能够胜任生产一线实际工作的需要。其教学模式构建的主要思路是：要改变理论传授与实践训练脱节的现象，注重理论教学与实践教学的紧密结合，突出实践教学体系建设，使学生由过去单纯的"坐中学"转变为"做中学、学中做"。

实践教学体系建设是个系统工程，是对学生大学期间实践训练的整体设计，包括各种实践教学环节、教学内容、教学模式、教学目标及相关考核评价机制的设计。加强实践教学体系建设，要从以下四个方面着力。

（一）强化突出实践教学的护理专业应用型人才培养理念

本着突出护理实践教学的应用型人才培养理念，从教学计划制订、课程安排、教学环节组织到实践经费的落实与实践教学的考核评价等，各方面都要充分体现、突出实践教学环节在整个应用型人才培养目标实现中的重要地位与作用，切实改变重理论轻实践的现象。

（二）确立以综合能力培养、提升为核心的护理实践教学目标

面向高素质应用型创新创业人才培养目标，实践教学的目标已不再是简单的实践动手能力培养，而是综合能力的培养与提高，包括培养技术实践应用能力，学生运用所学知识和理论发现问题、分析问题、解决问题，不断探索和提升创新能力及就业创业能力，最终形成高素质应用型人才所必需的综合能力。在能力培养的内容类别上可以划分为基本技术应用能力、专业核心技术应用能力、研究创新能力、就业创业能力、综合应用能力五个方面。

（三）建立一体化的护理实践教学体系

实践教学内容丰富、时间跨度大、实施层次多，因此要将实验教学、实习实训、课程实践、创业创新训练、毕业设计等教学内容做一体化的统筹安排，把相应的实践教学内容整合到课内实践教学、独立实践教学、创业创新活动和社会实践锻炼等四个模块当中，促进实践教学内容的有效落实。

（四）加强护理实践教学平台建设

加强校内实验室、实训中心和基地建设，尽可能满足课内实践教学和一般性的独立实习实训需要；加强校外实践教学基地建设，通过校企合作共建实验室、实习与就业基地等方式，为强化实践教学提供有力支撑。

四、打造有丰富实践经验的护理教育专业教师队伍

教师是教育活动的一项重要主体，因此在高校培养护理专业应用型人才的过程中，也

必须注重对师资队伍的建设，这是塑造应用型人才的关键。因此，在高校开展应用型教育的过程中，具备专业教育资格的教师必须要达到一定比例。获得这些优秀教师资源的途径主要有两种：第一，加强对在职教师的继续教育，不仅要在教师实践中提高他们的专业教学技能，同时还要为其提供参加应用性课题研究的机会，增加教师的教学经验。第二，可以聘用一部分兼职教师，根据他们的实际教学效果不断对其进行调整。现代科学知识发展日新月异，导致高校内的专职教师在专业知识和技术方面跟不上时代的要求。因此，这就需要高校在外部聘用一些专业技术很高的兼职教师，保证学生可以掌握最新的知识和技术。

第三节 护理专业应用型人才人文素质培养

对护理专业的学生来说，其未来从事护理岗位接触最多的就是人，因此在对护理专业应用型人才培养的过程中，必须坚持以人为本，全面提高护理专业应用型人才的人文素质，为以后进入护理岗位打下坚实的职业素质基础。如何使护理专业应用型学生人文素质教育的效果得到最大化，需要对其路径进行研究和探索。

一、加强课堂教育

（一）完整的课程体系

在进行人文素质课堂教育时，需要构建一个完整的人文素质教育课程体系，这样做可以使人文教育具有系统性和特征。这个体系包括两类：一类是以提高学生读、写、交流等方面能力为目标的技能型课程；另一类是构成人类知识体系的基本学科（人文科学、社会科学、自然科学）的知识型课程。这两类课程的设置有助于促进学生的个性发展，帮助大学生完善知识结构，让大学生在看待社会和自然界时有一个全面的眼光。

（二）启发式教学

对大学生进行人文素质教育的目的是培养独立行动、独立思考的人。因此，在进行人文素质教学时应采用启发式教学。孔子是最早提出启发式教学的人，《论语·子罕》中说"夫子循循然善诱人"。《论语·述而》中说"不愤不启，不悱不发，举一隅，不以三隅反，则不复也"，意思是，孔子认为不到他努力想弄明白而不得的程度，就不要去开导他，不到他心里明白却不能完善表达出来的程度，就不要去启发他。如果他不能举一反三，就不要再反复地给他举例。孔子认为，好的教学就是培养学生独立思考的能力，为此要让学生多思考，而不是直接向学生灌输道理和所谓的正确答案。这也是在进行人文素质教学时教师需要借鉴的。在教学时要以学生为中心，教师为指导，在互相交流中使学生的思想得到发展，知识得以丰富和完善。

（三）课内外活动的互动

课堂教育并不只是在课堂45分钟之内进行的教育，它需要教师和学生在课外进行准备、消化和补充。因此，要做好课内外活动的互动，可以以课题小组、实验学习、集中项目、专题研究的模式开展教学。这些模式不占用课堂时间，需要学生有良好的合作力和研究能力，进行课内外活动互动，有利于促进学生的个性发展以及创造力、合作精神的培养。

（四）人文教育在专业教育中的融入

在对高校学生进行人文素质教育时，还必须将专业教育与人文素质教育两者相融合。因为在专业课程教学中，科学史与科学家精神、教师自己的治学之道都浸润其中，这些都是人文教育的一部分，在专业教育中将其融合进去，有助于学生形成一个正确对待科学、对待知识和社会的态度。专业教师在教学过程中进行人文教育可以通过以下途径：一是对于专业课中关于人文知识方面的资源进行深入挖掘，要在教学的过程中将人文知识融入进去，从大学生的实际出发，对教材做出灵活处理。二是根据专业的特点推进人文素质教育。三是结合专业实践活动推进人文素质教育。

二、加强校园文化建设

（一）加强对校园文化的思想引导

大学生是时代的弄潮儿，高校校园文化是时代文化的先锋，对于时代的发展变化大学文化最先体现出来。当代大学生应加强对于时代的关注和思考，对于社会文化也要有自己独立清晰的判断，而不是盲从。人文素质的培养需要有文化的浸润。当前来看，虽然当代大学生的社会适应能力比以往增强很多，但是在学术研究方面却有所下降，最明显的一个表现就是上乘的学术论文少。如果校园没有一个良好的学术氛围，那么校园文化就会被庸俗流行文化所占领，因此，教育者要加强对学生思想的引领，要鼓励大学生积极进行创作，钻研学术，要大力提倡高雅文化，开展学术研究活动，来提高学生的人文素质。

（二）充分发挥教师群体的主导作用

校园文化是以校园为空间背景，由教育者和被教育者双重主体围绕教学活动和校园生活而创制并共享的。校园文化的建设需要校园中的人参与，而只有学生活动是远远不够的。进行校园文化需要校园领导、教师、学生共同参与进来，需要校园中每一个个体贡献出自己的力量。在调动起学生的主动性的同时，也要加强教师群体的引导作用。高校教师是高校校园文化中的主要创造者和传播者，教师群体要比学生群体更具有稳定性，他们是学校理念的执行者和实践者，他们的为人师表、行为示范会对学校的校园文化有着不可估量的作用和影响。

（三）拓宽大学生活动阵地

大学生活动作为高校校园文化的一部分，是和学生最贴近的校园文化。通过开展丰富多彩的大学生活动，有助于大学生人文素质的提升。要拓宽大学生活动阵地，为人文素质教育提供新的载体。

学术科技活动是高校学术特色的体现，也反映了一个高校的学术水平如何。学术活动主要有专题学术讲座、开展读书研究、鼓励学生创办校内学术刊物、鼓励学生开展科研活动等。通过组织学生开展各类科技活动，如学科竞赛和创新成果评比活动等，可以锻炼大学生的创新意识和创新思维。开展人文讲座也是提升大学生人文素质的重要活动途径，将人文知识通过灵活多变的文化活动展现出来，可以使学生得到教育和熏陶，进而促进高校学生人文修养得到发展和提升。

三、要善于利用网络新媒体

（一）利用互联网加强人文素质教育

网络技术的不断发展给当前学生的生活带来很大的影响，它增强了学生的主体性。网络具有的开放性和便捷性为加强人文素质教育提供了新的载体。教师可以通过互联网搜集更多的人文资源，利用网络技术不断更新教学内容。政府和高校应联合起来，建立专门的人文素质教育网站，为大学生自主学习搭建一个良好的平台。

（二）做好人文素质教育公众号建设

随着时代的发展和科学技术的进步，自媒体变得越来越流行。高校也应当利用这一时机，做好人文素质教育公众号建设，通过专人负责，每天更新内容，为学生提供丰富的人文知识内容。

（三）利用即时通信技术

QQ、微信等即时通信技术的发展也为人文教育提供了新的渠道。教师要积极建立人文素质教育相关的 QQ 群、微信群，主动将人文素质教育延伸到学生的日常生活交流中，使通信技术可以克服传统课堂的不足，打破传统意义上的班级概念，通过传递信息等方式方便有效地进行人文素质教育。

参考文献

[1] 黄涛，王丹凤．新编护理教育［M］．郑州：郑州大学出版社，2021．

[2] 周霞，杜金泽．护理教学与临床实践［M］．北京：中国纺织出版社，2021．

[3] 王春雷．实用护理技术与护理教学［M］．长春：吉林科学技术出版社，2019．

[4] 苗蓓蓓，张蔚，刘振波．现代护理教学与临床实践［M］．北京：世界图书出版公司，2019．

[5] 贾雪媛，王妙珍，李凤．临床护理教育与护理实践［M］．长春：吉林科学技术出版社，2019．

[6] 黄连生，李倩倩，吕娟．护理心理学［M］．北京：北京理工大学出版社，2021．

[7] 刘永华，姜琳琳，谈菊萍．基础护理技术［M］．武汉：华中科技大学出版社，2020．

[8] 刘丽娜．临床护理管理与操作［M］．长春：吉林科学技术出版社，2019．

[9] 伊永娟．现代临床护理基础与实践［M］．哈尔滨：黑龙江科学技术出版社，2019．

[10] 周立兰．现代临床护理理论与实践［M］．开封：河南大学出版社，2019．

[11] 赵珊．现代实用护理技术与临床实践［M］．长春：吉林科学技术出版社，2019．

[12] 张文燕，冯英，柳国芳．护理临床实践［M］．青岛：中国海洋大学出版社，2019．

[13] 姜秀玲．现代临床护理实践［M］．郑州：郑州大学出版社，2019．

[14] 王清，张秋平．现代临床护理实践［M］．上海：上海交通大学出版社，2019．

[15] 刘丹．护理基础与临床实践「M].天津，天津科学技术出版社，2019．

[16] 鲁才红．实用护理教育［M］．南京：江苏凤凰科学技术出版社，2017．

[17] 周秀荣．护理教育管理与实践［M］．长春：吉林科学技术出版社，2016．

[18] 朱雪梅，潘杰．护理教育学［M］．武汉：华中科技大学出版社，2016．

[19] 李冬梅．护理教育学［M］．沈阳：辽宁大学出版社，2013．

[20] 史崇清．护理教育学［M］．长春：吉林大学出版社，2013．

[21] 张静．临床护理管理与教育［M］．长春：吉林科学技术出版社，2017．

[22] 郝玉玲．临床护理健康教育［M］．北京：科学技术文献出版社，2009．

[23] 孙宏玉，简福爱．护理教育［M］．北京：中国中医药出版社，2005．

[24] 张改叶，董晓建．护理教育学［M］．北京：人民军医出版社，2004．

[25] 李小妹．护理教育学［M］．北京：人民卫生出版社，2002．

[26] 郑修霞．护理教育导论［M］．长沙：湖南科学技术出版社，2001．

[27] 姜安丽，李树贞．护理教育学［M］．北京：高等教育出版社，2002．

[28] 刘义兰，王桂兰，赵光红．现代护理教育［M］．北京：中国协和医科大学出版社，

2002.

[29] 王露，朱萍，谢莉玲，等．混合式教学在护理教育应用的研究进展［J］．护理学杂志，2019，34（10）：4.

[30] 李文姣，程侣，宁允，等．医疗服务使用者参与护理教育的研究进展［J］．中国护理管理，2019，19（11）：5.

[31] 成琼，朱海燕．叙事教育在我国护理教育中的应用研究［J］．中国医学伦理学，2022，35（7）：5.

[32] 郑晓英，张晓宇．虚拟现实／增强现实技术特征及对护理教育启示的研究进展［J］．中国医药导报，2021，18（28）：4.

[33] 邓丽莹．角色体验式教学在"护理教育学"中的应用效果研究［J］．科技风，2022（1）：88-90.

[34] 穆井英，杨陆．护理教育课堂教学行为优化研究［J］．吉林广播电视大学学报，2022（4）：4.

[35] 孙晋洁，范本霞，丁晶晶，等．虚拟仿真技术在护理教育中的应用研究［J］．中国继续医学教育，2022，14（20）：185-189.

[36] 汤漪．护理教育师资队伍建设及有效管理对策阐释［J］．中文科技期刊数据库（全文版）医药卫生，2022（6）：3.

[37] 金秀珍，王生艳．基于"互联网＋"的高校护理教育教学创新探索［J］．卫生职业教育，2022，40（21）：89-91.

[38] 徐莉，杨颖，夏立平，等．基于成果导向教育理念的护理教育改革研究进展［J］．全科护理，2022，20（31）：4351-4354.

[39] 李锦梅，郭雪．护理教育教学存在的主要问题分析及对策［J］．中文科技期刊数据库（文摘版）医药卫生，2023（1）：3.

[40] 郭晓敏．虚拟仿真技术在护理教育中的应用［J］．中文科技期刊数据库（引文版）医药卫生，2022（2）：4.

[41] 李文明，李兰菊，冯杰，等．智慧教育在我国护理教育领域的应用进展［J］．中国临床护理，2022，14（7）：5.

[42] 魏华，李振云，任常洁，等．护理教育发展的促进策略分析［J］．中国继续医学教育，2022，14（4）：177-180.

[43] 佘天玉．高校护理教学中情景教学法的应用探讨［J］．中文科技期刊数据库（全文版）教育科学，2023（3）：4.

[44] 陈雪，李金亭．培养实习生人文素养，提高护理教学质量［J］．继续医学教育，2020，34（8）：2.

[45] 陈雪蕾,高燕,陈运香,等. 护理本科"卓越护理"人才培养模式的实践与效果分析 [J]. 护士进修杂志,2019,34(11):3.

[46] 罗培培,罗媛容,王巧瑞,等. 成果导向教育在护理科研人才培养中的应用 [J]. 护理学杂志,2022,37(5):4.

[47] 彭智甦,金松洋,李少华. "护教协同,院校合作"一体化人才培养模式探索——以麻醉专科护理人才培养为例 [J]. 卫生职业教育,2019,37(1):2.

[48] 刘小情,陈新忠. 面向行业需求的中国护理人才培养研究 [J]. 中国卫生事业管理,2021,38(8):6.

[49] 郑玉梅,刘腊梅,赵露婷,等. 院校合作型教学模式应用于护理人才培养的效果 [J]. 中国药业,2022,31(S1):3.

[50] 王明弘,丛壮,童川,等. 基于混合式教学模式的护理本科人才培养 [J]. 中国卫生事业管理,2019,36(10):4.

[51] 钟宇,王维宁. 医院护理人才培养研究进展 [J]. 全科护理,2019,17(8):3.

[52] 周燕,梅爱敏,孙雪文,等. "知识,创新,思政"三位一体的护理人才培养模式构建 [J]. 中文科技期刊数据库(全文版)教育科学,2022(11):4.